長期化・重症化させない！

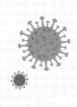

新型コロナ後遺症に向き合う

邦和病院院長
和田邦雄
Wada Kunio

邦和病院副院長
中川　学
Nakagawa Manabu

鳥影社

長期化・重症化させない！

新型コロナ後遺症に向き合う　目次

はじめに

救急医療に従事してきて、私はかれこれ半世紀近くになる。

二〇二〇年師走に入ったばかりの頃、一人の救急患者を受け入れた。

私が院長を務める「邦和病院（大阪府堺市）」は、地域の二次救急病院で、二四時間三六五日救急患者に対応させていただいている。

この日も、救急車で搬送されてきたその患者に緊急手術を施した。幸い手術後の容体は安定し、通常であれば退院の日を待つばかりのはずだった。

当時、新型コロナウイルス、ＣＯＶＩＤ‐19は、全国で二〇〇〇人を超える感染者数を出していた。まだ「医療現場での負担増が懸念される」といった状態で、日本中が不気味な様相ではあったものの、やや対岸のことという構えであったように記憶している。

しかし、その不気味な様相が当院での現実となったのは、緊急手術をしたその翌日のことだった。救急患者が感染源となり発症者が相次いだ。一〇人を超える入院患者、スタッフに院内感染が広がった。クラスターが発生したのだった。

そして、私たちの長い闘いは始まった。

それは私たちの院内に留まらず、全国的に全世界的に多くの人々の暮らしを変えていった。これまでの、ウイルスに対する構えを変えざるをえない事態を私たちは経験したのだ。

いま、私の診察室には通常であれば回復するはずの、倦怠感、脱力、ブレインフォグ、記憶力低下、体が思うように動かないなどなど、「新型コロナ後遺症」で苦痛を訴える方が日々訪れている。その症状は多岐にわたり、長引き、反復したりする。説明のつかない身体の異変に不安を募らせる人もおられる。

COVID−19は、人類史を紐解けば、いずれかの時代に我々の祖先が同じような経験をしたかもしれない。しかし、近代医学といわれる時代から見るに、未知で全容のつかめないウイルスであり、私たち医療者も謙虚に対峙せねばならない。そこで、信頼するべきは、患者一人一人の訴えである。

近代医学的にいえば、理に合わないような訴えでも、真摯に耳を傾けることから新たな発見がある。目の前で苦痛を訴える患者はヒントをもっている。これは、私が医師になったときから変わらない思いでもある。そして、院内クラスターの後、スタッフが職場に復帰することが困難な症状を呈してもいた。だから、無心に患者の訴えに聞き入った。

それが関西一、コロナ後遺症患者を受け入れることになる始まりだった。

筆者

※追記、邦和病院は二〇二一年四月より「コロナ後遺症外来」を開始した。

〈この本の読み方・使い方〉

未曾有の感染症が世界を駆け巡ることは、これからも大いにありえる。私たちは、先人の知恵を超えて、新たな局面に立ち向かう。

COVID-19は、多大な被害を出し、いまも終息はしていない。COVID-19に学ぶため、人々の記憶に新しいうちにその経験をふり返り、COVID-19でいまなお苦しむ「コロナ後遺症」の方たちの一刻も早い回復を希求する。治療、投薬について、私たちはすべての情報を共有し、医師や研究者、医療に関わる人たち、そして患者のみなさんとこの難局を乗り越えるため、本書は編まれた。

※本文は患者や一般の皆様にも読んでいただけるよう、平易で簡易な解説を心がけた。そのため、私たち邦和病院の経験や知見、データ、専門性の高い補足も行っている。

邦和病院でともに医療に従事するスタッフとともに

院長　和田邦雄

「新型コロナ後遺症」を理解するための序章

ポイント1
私たちは警鐘を鳴らされていた

新型コロナウイルス発生までの予兆①――SARS

新型コロナ感染症は、世界を席巻し社会を大きく変えるきっかけや動機をもたらした。今後、私たちは今回の事態と同じようなパンデミックを経験していくかもしれない。

私たちの祖先は、一四〇〇年後期、コロンブスの新大陸発見をきっかけに世界に急速に広がっていった梅毒を経験し、その細菌感染は近年まで恐れられていた。船が世界を往来している時代。

しかし、その伝播力は早く強かった。鎖国直前の日本の本州各地に梅毒が辿りついたのは、発見からたった二〇年ほど後のことだった。

まして現代、飛行機が飛び交う時代に、感染しやすいウイルスは数日で世界中に拡散してしまう。

鳥インフルエンザ、ＳＡＲＳ、ジカ熱、デング熱……近年これまでもパンデミックへの警鐘は鳴らされ続けていた。

世界を席巻する新型コロナウイルス発生にいたるまで、いくつかの予兆はあった。

その一例は、いまから二〇年前の二〇〇二年にも起こっている。

中国南部広東省を起源とし、ＳＡＲＳコロナウイルスをもつキクガシラコウモリ宿主がハクビシンを介してヒトに感染。重症急性呼吸器症候群ＳＡＲＳ（Severe Acute Respiratory Syndrome）を引き起こした。

これは、世界的規模の集団発生となっている。

当時、三二の地域と国（インド以東アジア、カナダ）で、発症者は八〇九八人を数え、そのうちの一〇～二〇パーセントが重症となり、七七五名の死者を出している。

感染発症者のうち、医療従事者は二一パーセントで一七〇〇人。

潜伏期間は二～一〇日で症状は、高熱が出て、肺炎・下痢を起こした。致死率は九・

六パーセントであった。

新型コロナウイルス発生までの予兆②――ＭＥＲＳ

その一〇年後、二〇一二年九月。ＭＥＲＳコロナウイルスをもつヒトコブラクダ（保有宿主）の未加熱肉・未殺菌乳の摂取で発症した人との濃厚接触（飛沫・接触感染）により、サウジアラビアへ渡航歴のあるカタール人がイギリスで発症。「中東呼吸器症候群（ＭＥＲＳコロナウイルス）」とも呼ばれた。ヨルダン・アラブ首長国連邦、カタールを含む中東諸国、フランス、ドイツ・イタリア・英国など欧州、チュニジアなどで感染が見られ、感染してから二～一四日に呼吸症状（発熱・咳《せき》・呼吸困難など）を起こした。

二四九四人が感染し、八五八名が死亡した。高熱・肺炎・下痢・腎炎が起こり、致死率三四・四パーセント。潜伏期間は二～一四日だった。

ポイント2
生き物を宿主とするウイルス

COVID−19の発生

さらに、その七年後の二〇一九年にSARS−CoV−2というウイルスによる新型コロナウイルス（疾患名はCOVID−19）が発生。SARS−CoV−2は、SARSを引き起こすウイルス（CoV）の姉妹種であるとして名称された。

中国は武漢での集団発生が、日本国内で大きな話題になったのは、翌二〇二〇年二月のことだった。それは「ダイヤモンド・プリンセス」客船内で起こった。「ダイヤモンド・プリンセス」客船内のクラスターは、その船名とともに私たちの記憶に新しい。それ以前、武漢に住む日本人で同年一月一六日に初の感染者が確認され、二月八日死亡。日本では同年一月二八日には「指定感染症」とされていることをあらためて記憶に刻みたい。

単細胞から人間になるまでの約三八億年、我々はずっと細菌やウイルスとの共存が続いてきた。ウイルスは生き物を宿主としてきた。

世界が近距離になったいま、この親類のような存在たちの変異に私たちはどう向き合っていくか、COVID-19を教訓に課題を整理していかねばならない。

新型コロナウイルスとPCR検査

コロナウイルスは、いまから六〇年程前に、私たちに感染する病原体として特定された。「エンベロープをもつプラス鎖RNAウイルス」と解説されている。エンベロープとは、包む、封筒という意味だ。二一ページのウイルスの図(図表1)にあるように、膜状の部分構造を指してそれらを想像する形状であることからそういわれている。

また、コロナウイルス粒子の特徴的な表面は、電子顕微鏡で王冠のようにも見えることから、ラテン語の「冠」を意味する「コロナ」と命名された。

ほとんどのコロナウイルスは動物（コウモリ、鳥、哺乳類など）に感染し、宿主とする。これらの生き物を中間宿主として、やがて人にも感染することがある。

現在、人に感染することが知られているコロナウイルスは七種類。そのうちHCoV−OC43、HCoV−HKU1、HCoV−229Eは、私たちに概ね「風邪」と呼ばれる症状をもたらす。乳幼児や高齢者が感染すると、重度の下気道感染症を引き起こす可能性がある。

PCR検査での陽性と陰性のちがい

今回の新型コロナの大流行で知るところとなった「PCR検査」は、正式には「ポリメラーゼ連鎖反応（Polymerase Chain Reaction）」という。

生物の遺伝情報をもつDNAを複製して増幅させる方法で、これまでも様々な用途で使用されている。

PCR検査を利用すれば、ごく微量の血液や組織、また細菌やウイルスなどがあれば、わずかなDNAから、特定の配列だけを短時間で増やすことができる。そこに微生物や遺伝子配列が存在しているかを知ることができる検査方法だ。

検査は長い綿棒を使い鼻咽頭に拭い液を付けて行う方法や唾液などを採取する方法がある。遺伝子を抽出するためだ。この遺伝子操作をして、※DNAを増やしていく方法を利用している。

採取がうまくいかなければ、検査の過程でいくら増幅をさせても検出できない。すると、結果は陰性となる。

また、ウイルスは時期によって変わるため、採取したウイルスの量が非常に少ない場合は、検査でウイルスを増幅しても検出できず、陰性となる。

ＰＣＲ検査が「陰性」と出ても、症状は明らかにコロナということが起こってしまう。検査で「陰性」ならば、「感染していない」とは医学的にはいえず、ここが検査の限界ということになるだろう。

なお、新型コロナ感染症流行時には、薬局などでも販売している「抗原検査」も用いられた。ＰＣＲ検査は遺伝子を対象としているのに対し、この「抗原検査」はウイルスのタンパク質を対象としていることから、感染性の可能性がある人を特定することを目的（スクリーニング検査）としている。

※遺伝子操作をして……ＤＮＡは通常二重らせん構造をしており、その遺伝子に熱を加えると、二本鎖のＤＮＡから一本鎖のＤＮＡに分離する。「ＤＮＡ合成酵素（ＤＮＡポリメラーゼ）」を使うことで、一つだった遺伝子が二つになり、これをくり返すことによってＤＮＡが増えていく。増えたＤＮＡに標識をつけておき視覚的にわかりやすくして検出する。

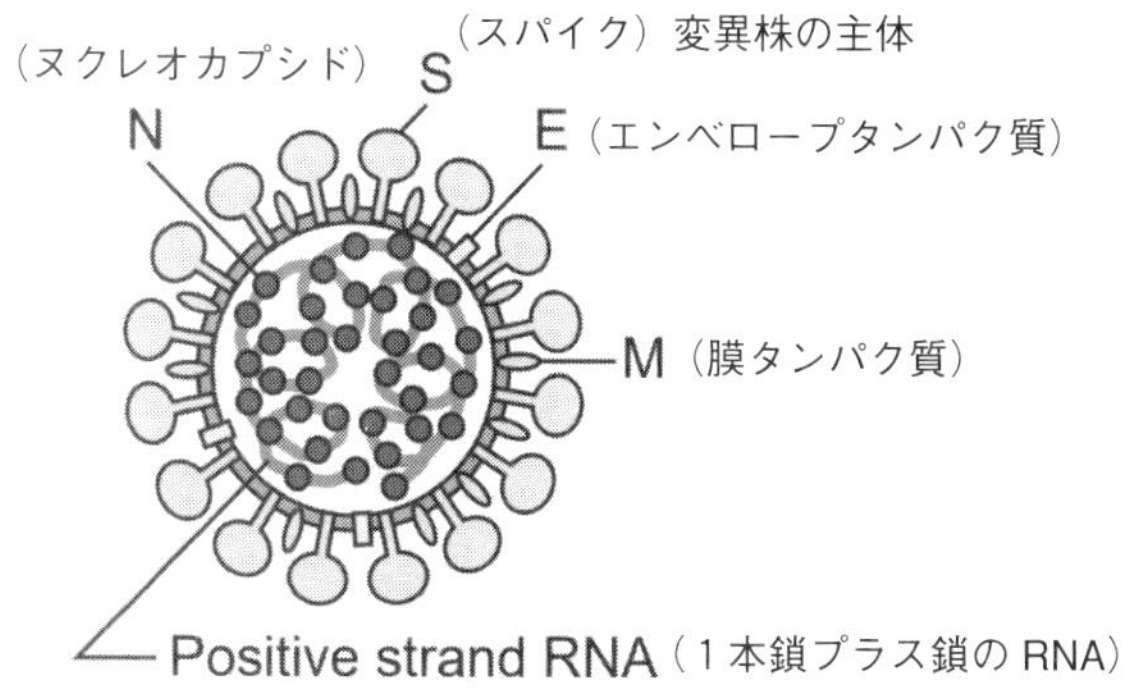

図表１　コロナウイルス
（国立感染症研究所ＨＰを元に作成）

ポイント3

COVID－19が新型といわれる理由

これまでの「風邪ウイルス」にはない経過

ＣＯＶＩＤ－19の典型的な症状は、肺炎といえる。しかし、それだけでなく、下痢や吐き気などの消化器症状、頭痛・全身倦怠感といった一見肺炎とは無関係のような症状も現れる。

髄膜炎や副鼻腔炎の発症の報告もあり、無症状のこともある。また、軽症であっても、急激に肺炎症状・全身状態の悪化が見られ、突然死も起こる。さらに、免疫異常にも炎症が影響を及ぼし、ウイルスに対する抗体や免疫応答が宿主を攻撃したり、様々な抗体産生による免疫疾患（ギランバレー症候群※や1型糖尿病※・ＳＬＥ※など）にも関与するといわれている。

感染経路は接触感染や飛沫感染。鼻・目・口からウイルスが侵入し、嗅上皮粘膜に異常を引き起こし、嗅覚・味覚異常が生じる。嗅神経を介して中枢神経系に移行し低酸素血症を感知する細胞がダメージを受け「幸せな低酸素症（Happy Hypoxia）」との関連もいわれている。

流行期に脳梗塞患者の受診が二週間あたり六・八倍に増加し、深部静脈血栓症※（ＤＶＴ）・肺塞栓症が見られ、急性増悪《ぞうあく》には免疫暴走を起こすサイトカイン・ストーム※が関与し、呼吸不全、凝固系の異常・深部静脈血栓症、多臓器障害の報告も見られた。抗原検査や遺伝子検査（ＰＣＲ）で確定診断をして、画像診断では胸部ＣＴ画像が役立つ。また、症状の変化にはパルスオキシメーター（血中濃度酸素飽和度計）が役に立つが、呼吸症状が出現したら要注意とした。

パルスオキシメーターで血中酸素飽和度（ＳｐＯ$_{2}$）が九五パーセント未満で中等症とし、入院観察とする。呼吸不全はＳｐＯ$_{2}$九三パーセント以下で酸素投与とし、その状態は「中等症Ⅱ」と診察される。低酸素血症により呼吸数の増加を認めるため、呼吸回数のチェックは重要である。敗血症時には全身の状態を把握するのにＳＯＦＡスコア※／ｑｕｉｃｋ ＳＯＦＡ※（ｑＳＯＦＡ）も役に立つ。特に後者はPoint Of Care Testing（ＰＯＣＴ※）での視点からも往診や訪問診療時にベッドサイドで、医師でなくても簡単に評価できる。

これらの症状から、基本的には新型コロナウイルスも「風邪ウイルス」といえるが、重症化の過程や症状は、単に「風邪ウイルス」とは言い難い。血栓形成が特徴であることから、これまでの風邪ウイルスにはない急激な経過を経るケースがあった。

※ギランバレー症候群……サイトメガロウイルス・EBウイルス・カンピロバクターなどの感染後に運動神経障害を生じてくるのと同様。糖脂質であるガングリオシドに対する抗体が確認されることが多く、病原体由来のガングリオシド類似物質と神経組織のガングリオシドを間違えて免疫学的に宿主を攻撃してしまう。

※1型糖尿病……中高年に多い2型糖尿病とは異なり、膵臓でインスリンを産生するランゲルハンス島β細胞が破壊されて、インスリンが分泌されなくなる疾患。ウイルス感染をきっかけに、膵臓のランゲルハンス島β細胞に対する自己免疫反応が惹起されるのが原因とされる。

※ＳＬＥ（Systemic Lupus erythematosus）……重症のコロナ感染者五二人の血液中四四パーセントでＳＬＥの診断基準を満たすレベルの自己抗体が認められた。将来的にＳＬＥに発展する可能性も残される。ＳＬＥは腎臓や心血管系、中枢神経を傷害する疾患。

近年、免疫抑制剤の開発が進んでいるが、それでも一〇年生存率は九割。免疫抑制剤の長期投与は易感染性や糖尿病など、様々な副作用をもたらすため、ＳＬＥの進行を食い止めることができてもＱＯＬ（Quality of Life）は大きく損なわれる。

※深部静脈血栓症（ＤＶＴ）……凝固因子は主に肝臓で産生されるタンパク質で、止血に関与する。自己免疫反応によって凝固系のバランスが崩れ、出血や血栓を生じ、突然死などに関与。

※サイトカイン・ストーム（cytokine storm）……感染の量が多くなると、炎症の量も多くなり、サイトカインも大量に放出される。それを「サイトカイン・ストーム」（サイトカインの稲妻、サイトカインの暴走、免疫暴走）と呼ぶ。

※ＳＯＦＡスコア（sequential organ failure assessment）……呼吸・循環系や中枢神経系、肝臓、腎臓および凝固系といった臓器障害を簡便に点数化してその合計点で重症度を判定することを目的に作成された。ＩＣＵにおける重症度評価法として広く用いられている。

※ｑｕｉｃｋ ＳＯＦＡ……ＩＣＵや病棟以外で医療従事者が患者の病態の変化や敗血症などの合併症の有無をスクリーニングすることができる。

※ＰＯＣＴ……被験者の傍らで医療従事者が行う簡便な検査。

図表2　新型コロナ感染者が自覚した症状

全身症状	悪寒・倦怠感・体重変化・慢性疲労症候群・虚弱体質・リンパ節腫大・発汗・発熱・めまい・寝汗・全身性炎症症候群・ふるえ
筋骨格系	筋肉痛・低運動能・筋肉痙攣・身体痛・神経痛・下肢痛・痺れ・関節痛・腰背部痛
循環器	不整脈・高血圧・川崎病様症状・胸痛・血管炎・頻脈・虚血・低血圧・心筋炎・鬱血
呼吸器	無呼吸・低酸素症・息苦しさ・咳・空咳・呼吸困難・肺不全・肺浸潤・肺障害・胸部灼熱感
神経系	記憶障害・幻覚・夢・精神障害・抑欝・性格の変化・脳脊髄炎・認知機能障害・錯乱・パニック発作・焦燥感・脳炎・意識低下・睡眠障害・頭痛・嗅覚障害・多動症・悲哀感・失神・脳卒中・不安症・ブレインフォグ
皮　膚	蕁麻疹・湿疹
泌尿器系	尿路感染・蛋白尿・腎不全
消化器系	食欲不振・下痢・味覚障害・胸やけ・軟便・嘔気・嘔吐・肝不全・胃腸障害・腹痛・口内炎
代謝障害	アシドーシス・自律神経症状
耳鼻科領域	甲状腺腫・甲状腺機能異常・咽頭痛・副鼻腔炎・声のかすれ・喉の渇き・あごの痛み
耳・鼻・眼	かすみ目・目の充血・眼精疲労・耳鳴・くしゃみ・鼻炎・鼻水・鼻詰まりドライアイ
皮　膚	抜け毛・顔面紅潮
血　液	骨髄:貧血・血液凝固障害・血栓塞栓症
多臓器障害（MOF）	敗血症性ショック・サイトカインストーム・免疫異常

ポイント4

世界に急速に拡散した背景

六つの背景

COVID-19がパンデミックにつながった理由を検証することは、終息しないこの感染症ばかりではなく、今後予想される次なる新たな感染症への対策を考えるうえで重要だ。

今回のパンデミックとなったのは、様々な要因があるが、大きく主な理由は六つある。

①世界的な人の移動力の増大。

②人と人が触れ合うマスク習慣のない文化。

③ウイルスの感染様式（飛沫・エアロゾル・接触感染からクラスタータイプまで）。
④発症時にはすでに発症三日前よりウイルス量と感染性は増大、隣人も気づかないうちに感染してしまう疾患特異性や、増殖する際に転写※せずｍＲＮＡとしてすぐ翻訳※できるPositive strand RNAといったウイルスの形態学的特徴にもあると思われる。
⑤病気が発症した地域からの診療・治療情報の発信が素早く共有されなかった。
⑥未知のウイルスであったため、ワクチンや新薬治療の普及までに時間がかかった。

※転写……ＤＮＡの中の必要な遺伝子の塩基配列をｍＲＮＡへコピーすること。

※翻訳……ｍＲＮＡへコピーされた塩基配列をアミノ酸配列へ変換し、タンパク質を合成すること。

ポイント5
平均的な回復

感染者のその後

ＣＯＶＩＤ−19の感染が判明したあと、どのような事態になるのか、省庁からの通達などから基本的には次のような線引きがある。

症状としては、感染者は発症二日前から発症直後が最も感染性が高く、発症後一週間程度で感染性が消失する。

医療現場にいると、これはあくまで法律などの整備上必要な考え方で、ウイルスと人の身体は、とくに今回のＣＯＶＩＤ−19は想定内におさまらないことは多い。

しかし、対策にルールは必須であるため、「感染症法」第一八条に基づき就業制限の解除についても、様々な状況から判断がなされた。

たとえば、感染発症し入院をした場合でも、「退院前にＰＣＲ検査を必須とせずに、発症日から一〇日間を経過し、かつ症状軽快後七二時間経過した場合は、就業制限を解除してよい」とされている。（その後短縮化されている。）

職場復帰の目安は、発症後（ないし診断確定後）に少なくとも一〇日が経過している。解熱後に解熱剤を服用しないで、少なくとも七二時間が経過して平熱であること。咳・倦怠感・呼吸苦など発熱以外の症状が改善傾向であること。そのとき、味覚・嗅覚障害は長期間に及ぶことがあることから、例外とされている。

復帰後は日常的な健康観察・マスクの着用・他人との距離を適切に保つなどの感染予防対策を従来通り行うよう、医療機関や保健所からの注意がされる。

復職後四週間程度は、衛生対策（マスク、手洗い）、健康観察（毎朝の検温・風邪症状のチェック）をすることがすすめられる。

症状の発症がなくても、友人、知人、家族などが発症した場合、発症二日前からマスクなしで一五分以上の会話があったといった場合は、濃厚接触者となる。

この場合、自宅待機までは不要だが、普段以上にマスクの徹底や小まめな手洗いを心がける、とされている。とくに欠勤や欠席の必要はなく、健康観察でよいだろう。

第一章

「新型コロナ後遺症」に向き合う

——患者一五〇〇〇人の現場から

きっかけ

院内クラスターが発生

二〇二〇年一二月、当院で発生した新型コロナの院内感染は、院内職員を含む二一名に及んだ。この時、コロナ隔離病室（ゾーニング）中二名の死亡。年が明けて一月に一名の死亡。当時当院は重点医療機関※ではなかったため、四名が府内の大学病院から救急医療センターへ転院。その後、三名は軽快し当院へ帰院した。一名は転院先病院で敗血症を併発して亡くなった。この犠牲と経験は、当院にとっても、私にとっても覚悟を強いられる重く長く感じる時間であった。当院は、二〇二一年五月より重点医療機関となった。

世界各国で、この悲劇はくり返され、現在（二〇二二年一一月末）新型コロナ感染症での、世界の発症者は六億四〇〇〇万人、死亡者六六〇万人を超えている。日本では十一月末、発症者二四七九万三一六六人、死亡者数は四万九六四四人に及んでいる。

その後ワクチンや薬の開発が急がれ、急性期における対処や対応は、ようやく混乱期を過ぎたところといえる。ただ、COVID-19は第七波から八波へと、まだ私たちの暮らしへの影響は大きく、人類との共存といえるところには至っていない。

そんな中で、急性期を過ぎてなお様々な不調が続く「新型コロナ後遺症」が新たな課題となっている。当院でクラスターが発生した後、患者となったスタッフ数名が職場に復帰できないほどの「不調」が続いていた。

倦怠感、脱力感、動悸、息切れ患者の症状、その訴えは多岐にわたる。

言葉にすれば「倦怠感、脱力感、動悸、息切れ」ということになるが、患者の声によく耳を傾けると、それはこれまでの日常生活を一変させるほどの辛さ、苦しみがあることを聞き逃してはならないと思った。

得体の知れないなにごとかが起こっている。患者たちの様子や訴える症状は、言葉にできないなにかを語っている。長い臨床経験から私はそう感じたのだ。そして、それはやはり私の患者たちだけではなく、世界各国の臨床医が直面した事態だった。

※重点医療機関……重点医療機関とは、新型コロナウイルス感染症患者専用の病院や病棟を設定する医療機関のこと。新型コロナウイルス感染症患者の受け入れ態勢を確保するため、空床確保料補助により、適切な医療提供体制を整備するために設けられた。

定義

「新型コロナ後遺症」とはなにか？

新型コロナ（ＣＯＶＩＤ−19）感染後遺症・続発症の定義は、イギリスの「英国臨床評価研究所(National Institute for Health and Care Excellence :NICE)」においてなされた。「long covid」を「急性ＣＯＶＩＤ−19後に持続または発現し、代替診断では説明できない症状」と定義している。

そして、その症候性（Ongoing symptomatic）ＣＯＶＩＤ−19は、感染後四〜一二週間進行し、感染後一二週間を越えて続く症状を「Post − COVID − 19 syndrome」としている。厚生労働省ではこれを「罹患後症状」とした。一般にはこれを「コロナ後遺症」といい、本書でもその命名を採用している。

なお、米国国立衛生研究所（ＮＩＨ）米疾病対策センターにおいては、最初の感染後四週間を越える後遺症としての状態を「long covid の患者」または「COVID long hauler（ＣＯＶＩＤ長距離運搬人）」と定義している。

さらに、これらの見解を受けて、世界保健機関（ＷＨＯ）は、二〇二一年一〇月「通常ＣＯＶＩＤ–19発症後三ヵ月の時点で二ヵ月以上持続する症状で、ほかの診断では説明のつかないもの」と定義した。

対応と態勢

当院での実態①──手探りと工夫のなかで

二〇二〇年年末に発生した院内クラスター以後、私たち邦和病院の関係者諸氏の取り組みは、ぶれることなく現実的な対応を進めていた。新型コロナ感染症とみられる患者の診察はもちろん、緊急手術※にも通常通り対応できるよう態勢を整えていった。

感染症への恐れは、スタッフの多くが感じていたことと思う。しかし、医療に従事する者として常に医学的な情報に基づき、それぞれの知見を持ち合い、冷静な判断を積み重ねていったその態度に、私も頭が下がる思いであった。

医療者といえども、これだけの緊急事態に際しては、情報や知見の差は大きい。そこを補うように、院内での講義やその講義を元にした「特性カード※」を配布するなど知恵と工夫があったのだ。

「コロナ後遺症」についても、そうした症状に苦しむ患者が少なからずおられたため、私は二〇二一年四月一日に「後遺症専門外来」を開設した。これも、状況に応じれば医療の出番である。すでに、コロナ発症以後のご自身の体調増悪に苦しむ方は急増していた。その原因や科学的なことはさておき、対症療法であっても適切な診断と処置が必要と考えた。

この時点で多くの患者が、急性期にかかった医療機関に出向き、「いつまでも快癒しない症状」を訴えていたのだが、それは多くの医師たちにとっても手の打ちようのない症状であったのかもしれない。私自身、まさに手探りで、患者の声と症状を聞くことしか手がかりはなかった。

しかし、それは、いずれもこれまでの感染症や、慢性疾患などの診断や処方では改善をみることがなかった。となると、精神的、心理的問題か？となる。私の元に受診した少なくない患者たちは、心療内科や精神科を受診し投薬を受けていたが、改善がみられない人だった。

※緊急手術

邦和病院では、コロナ感染陽性者の通常の診察治療はもちろん、緊急手術にも応じる。スタッフは感染の高いリスクをわきまえ、最新の情報と知見、医師としての使命をもって臨んでいる。　**事例1）**

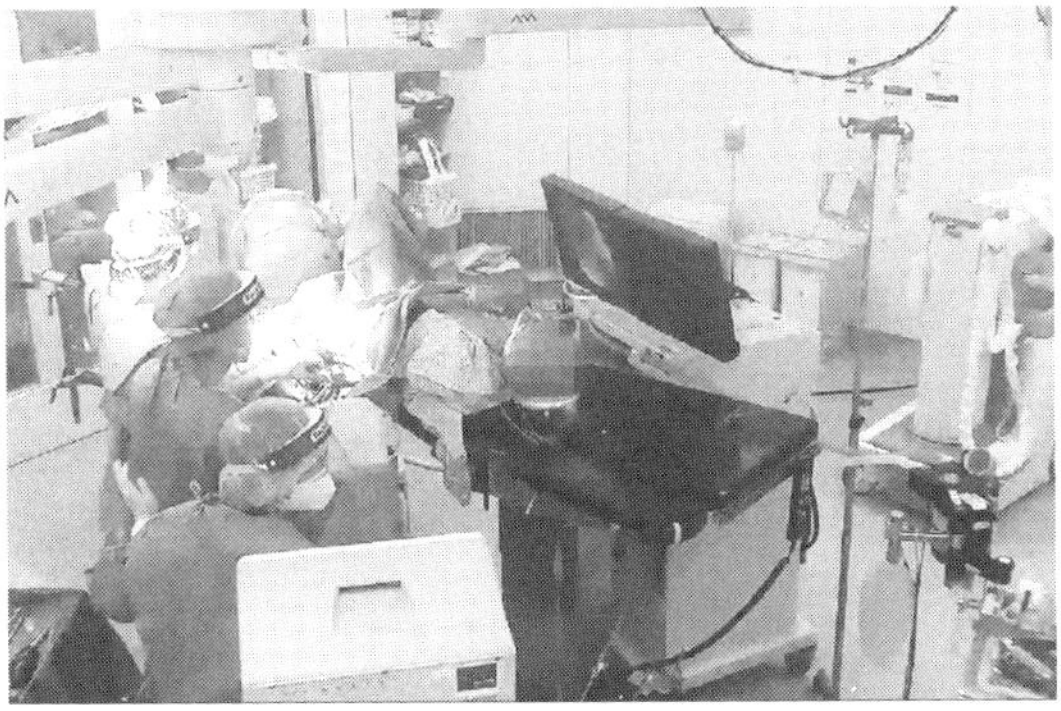

当院に救急搬入されてきた大腿骨骨折を伴う
80代のコロナ感染患者の緊急手術のシーン
（2022年10月）。術者は和田邦雄院長。
１ヵ月後にコロナも治癒して、徒歩、軽快退院
された。

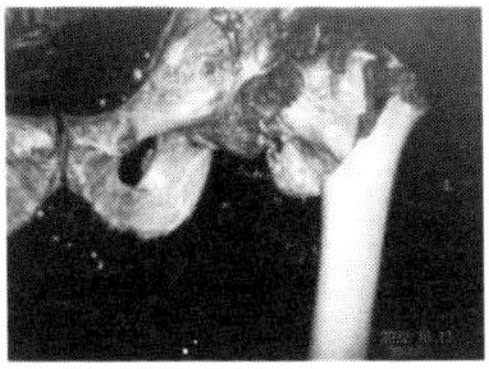

術前

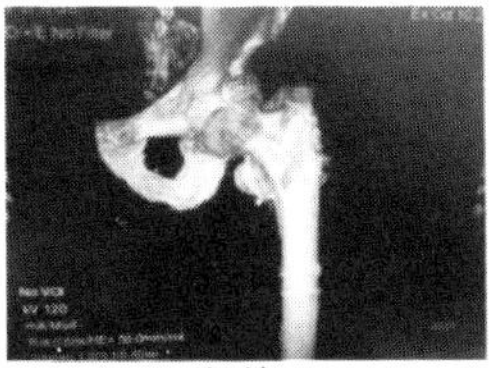

術後

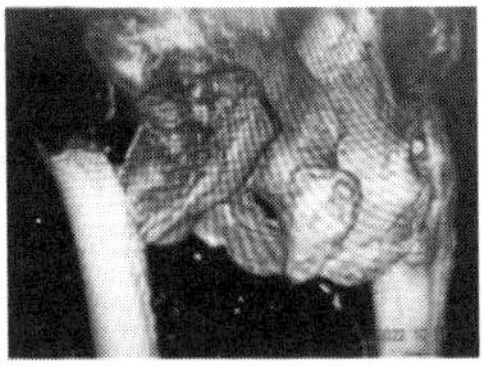

術前

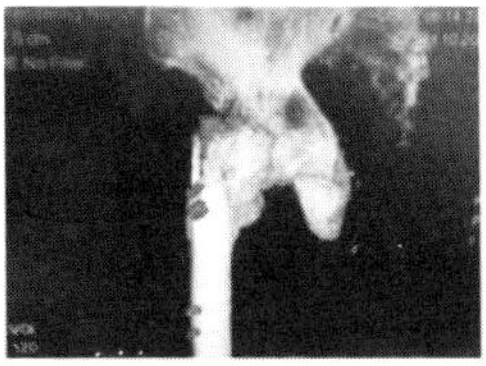

術後

ガンマネイル固定　手術時間 18 分

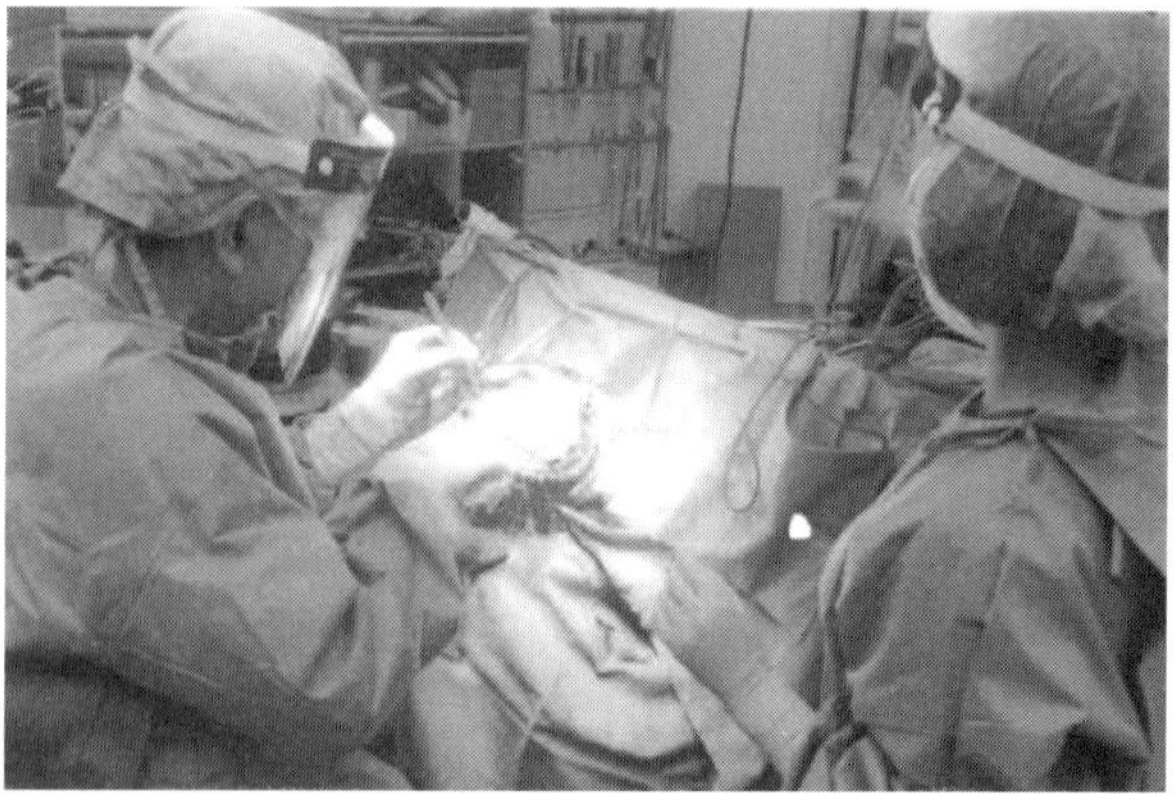

緊急開頭手術（2022年11月10日）。術者は和田邦雄院

23 日　意識レベル（呼びかけに名前を言う）に改善。
流動食摂取、車椅子移動可となる (87 歳男性)

症状発生から手術後までの経過

日付	時間	症状と対応
2022年11月9日	10:00	意識障害
	15:46	当院へ救急搬入 血圧161/114、脈拍96　心房細動（+）
		意識レベル　JCS: II －20（昏迷）瞳孔　右：左　3mm対光反射（+）（+）
		左片マヒ　上　2/5　下　1/5構音障害　（+）CT（頭）：(右出血性梗塞)
10日	11:20	意識レベルダウン　JCS: III-100~200（昏睡）血圧168/120、脈拍130
		瞳孔　右＞左5mm　3mm（－）（+）左完全マヒ
		ただちにCT（頭）脳室の圧排（＋＋）→ 急性脳腫脹
	12:15～13:15	**緊急開頭手術**（骨弁除去・硬膜補填の減圧手術）
	19:35	JCS II -20に改善
		瞳孔　右≧左3.3mm 3mm（+）（+）
11日		血圧150/88、脈拍90
		JCS　II -10瞳孔　右≧左3.3mm 3mm（+）（+）
		左完全マヒ→左不全マヒに改善

CT（頭）の経過

①初診時

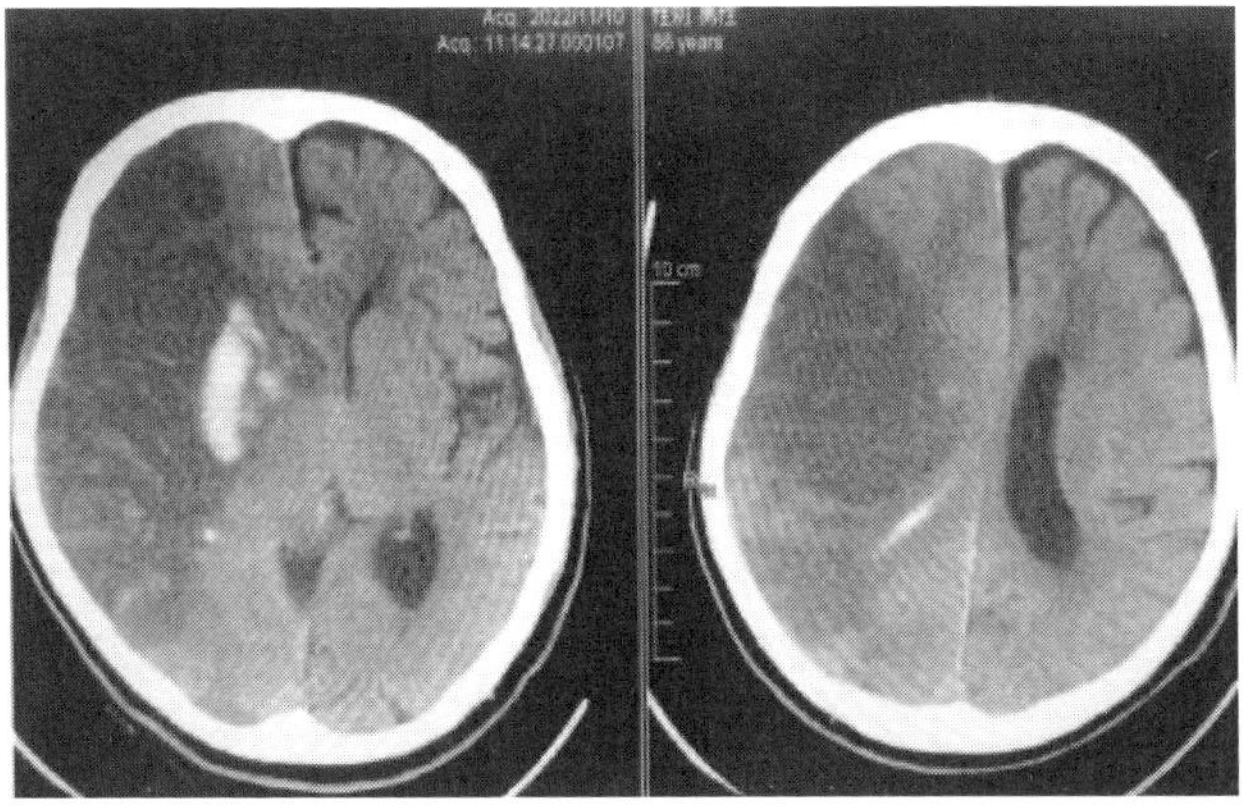

②入院１日目　手術直前

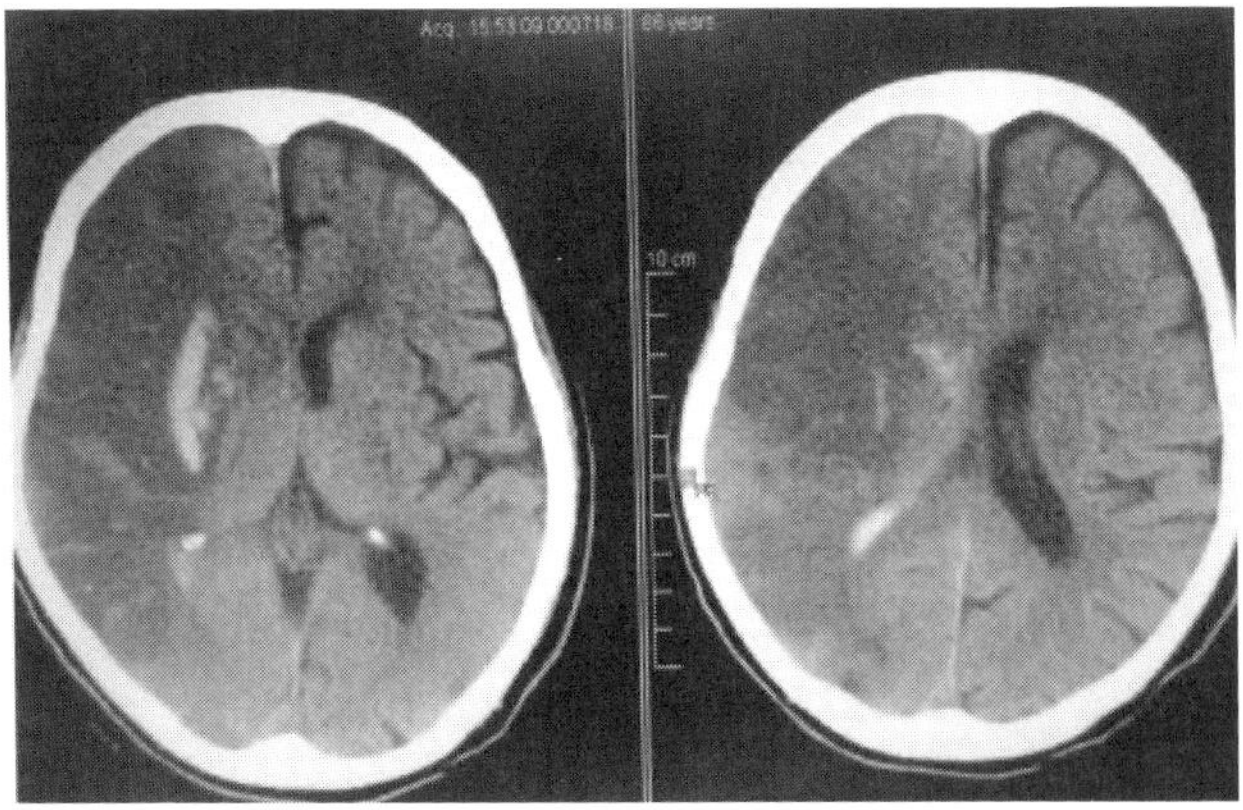

梗塞巣→脳浮腫拡大→瞳孔異常

③手術直後

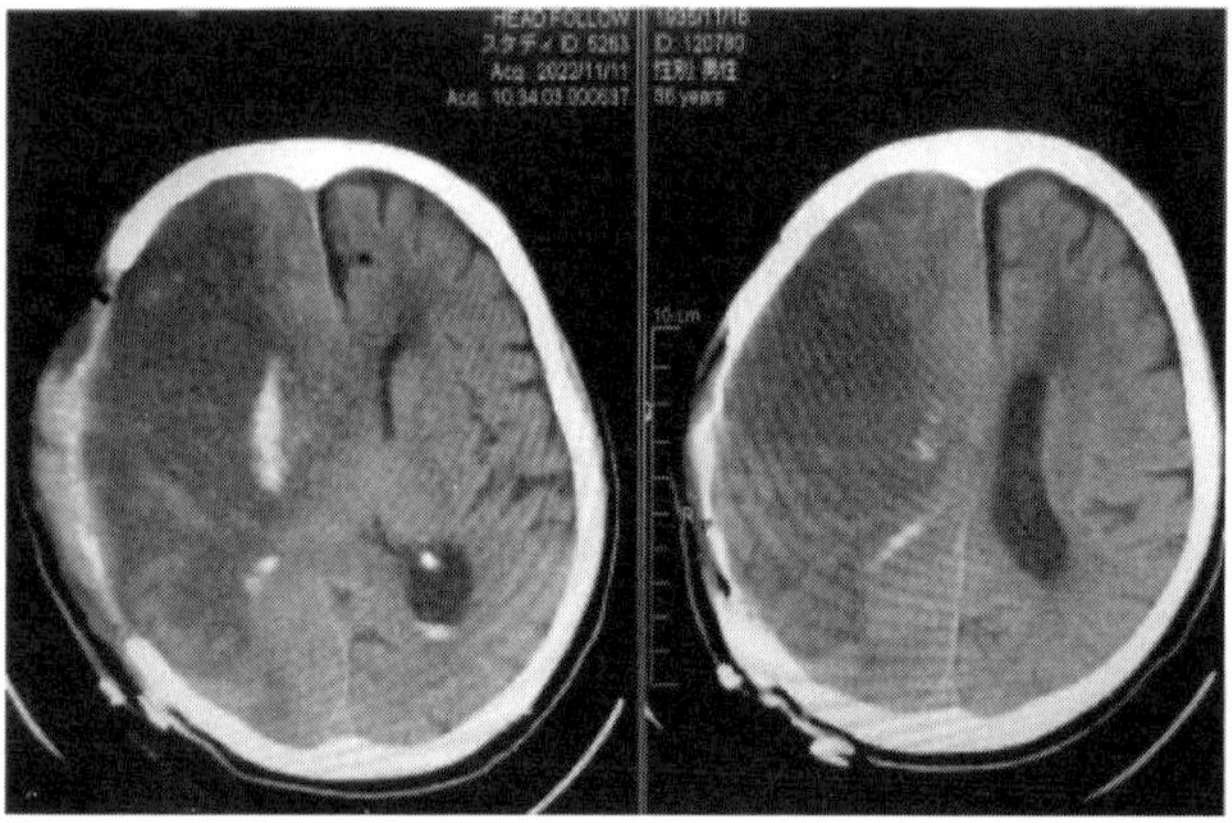

④手術後 1 日目

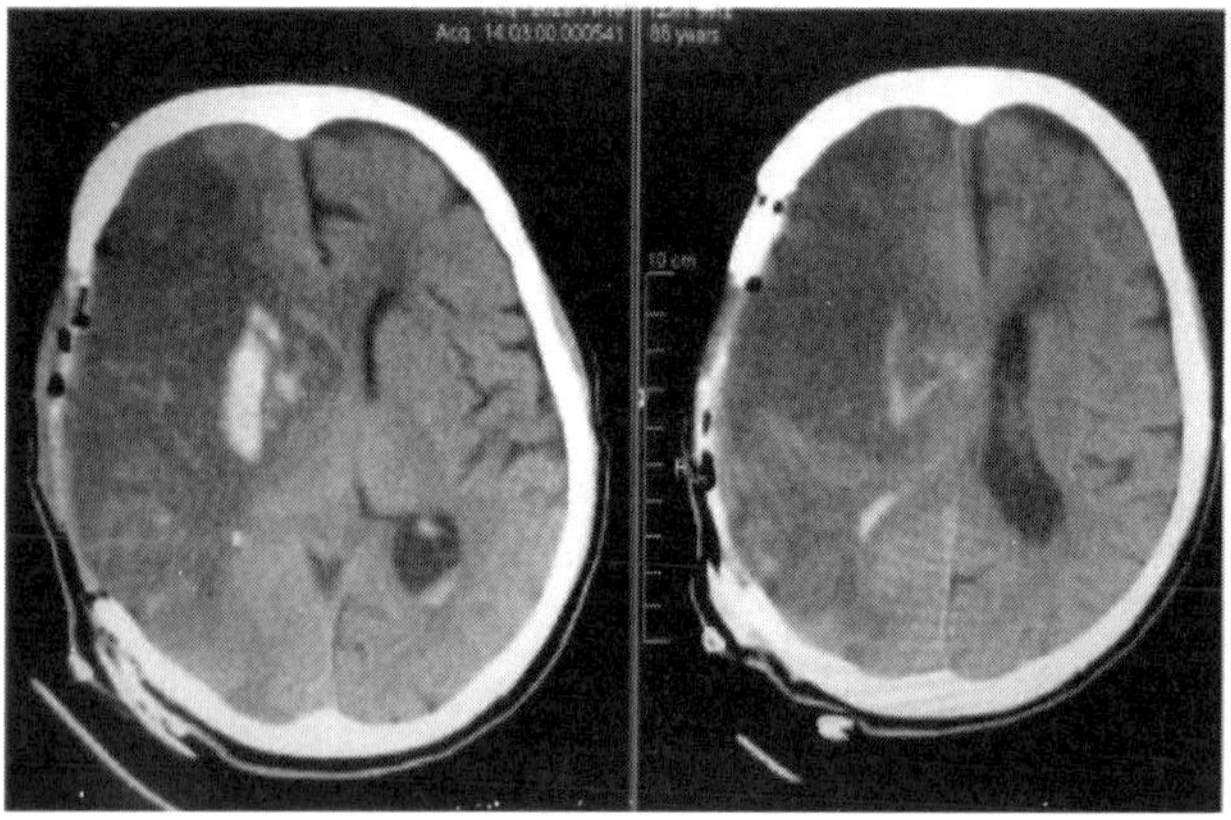

※特性カード

「COVID－19治療カード」は邦和病院副院長・中川学による作成。COVID－19の医学的解説、診断、治療、投薬、緊急対応、その他医療従事者が身近な手元に置き、持参して役立つよう工夫がされている。

知見をより多くの医療スタッフと共有しようという姿勢で院内勉強会用に作成された。今回のような緊急事態には、このように皆が基本的な事柄、確認事項を共有することは医療の向上や事故を防ぐセーフティネットにもなる。

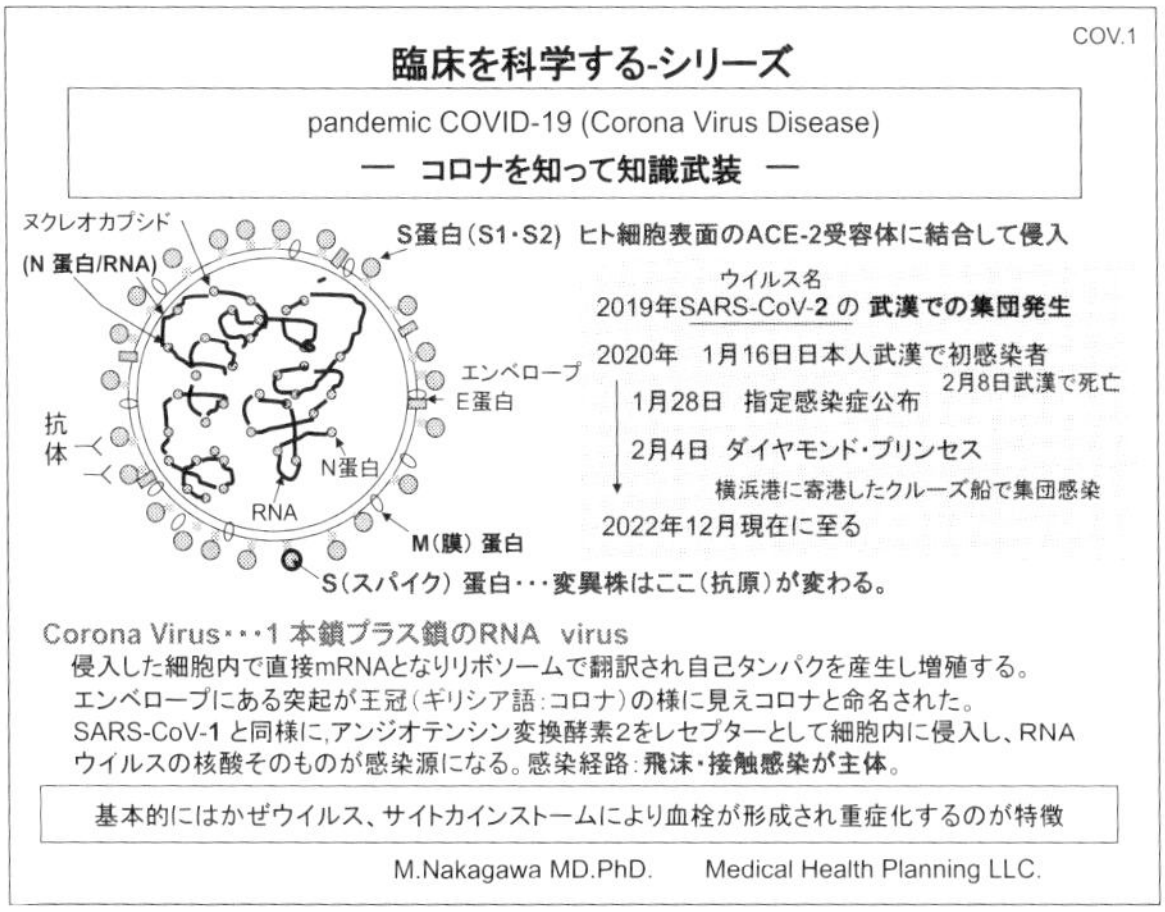

COV.1
臨床を科学する-シリーズ
pandemic COVID-19 (Corona Virus Disease)
― コロナを知って知識武装 ―
ヌクレオカプシド
(N 蛋白/RNA)
抗体
N蛋白
RNA
エンベロープ
E蛋白
M(膜) 蛋白
S蛋白(S1・S2) ヒト細胞表面のACE-2受容体に結合して侵入
ウイルス名
2019年SARS-CoV-2 の 武漢での集団発生
2020年 1月16日日本人武漢で初感染者
2月8日武漢で死亡
1月28日 指定感染症公布
2月4日 ダイヤモンド・プリンセス
横浜港に寄港したクルーズ船で集団感染
2022年12月現在に至る
S(スパイク) 蛋白・・・変異株はここ(抗原)が変わる。
Corona Virus・・・1 本鎖プラス鎖のRNA virus
侵入した細胞内で直接mRNAとなりリボソームで翻訳され自己タンパクを産生し増殖する。
エンベロープにある突起が王冠(ギリシア語:コロナ)の様に見えコロナと命名された。
SARS-CoV-1 と同様に,アンジオテンシン変換酵素2をレセプターとして細胞内に侵入し、RNA
ウイルスの核酸そのものが感染源になる。感染経路:飛沫・接触感染が主体。
基本的にはかぜウイルス、サイトカインストームにより血栓が形成され重症化するのが特徴
M.Nakagawa MD.PhD. Medical Health Planning LLC.

当院での実態②――「コロナ後遺症」と診断された人たち

二〇二二年八月までに、同コロナに感染し、後遺症・続発症で、直接当院を受診された一〇〇〇人の患者について、私が作成したチェックシート（図表3）を基本に診療した。その結果は、図表4（四八ページ）を参照いただきたい。

なお、高齢者についていえば、症状があっても受診や再受診しない人も多いのではないかとも考えられる。コロナ後遺症の症状の特徴から、多くの高齢者は加齢によるものであると思って諦めたり、身動きがとれない状態になっている可能性がある。また、高齢者の多くは、就労などの縛りがないことから、不調が見られても現役世代ほどには生活に変化がないことも、その原因と思われる。

図表3

新型コロナウイルス感染後遺症チェックシート

氏名：

ワクチン接種：1回目　月　日・2回目　月　日

発症日：　月　日

症状：発熱　℃、咳、倦怠感、息切れ、動悸、味覚障害、嗅覚障害

陽性日：PCR　月　日／抗原　月　日

自宅療養：　月　日～　月　日

ホテル療養：　月　日～　月　日

入院療養（病院名／　　　）：　月　日～　月　日

中等症1・2、重症、点滴、酸素吸入、人工呼吸

症状：倦怠感、脱力感、息切れ、動悸、頭痛、胸部痛、筋肉痛、関節痛（全身／　）、ブレインフォグ（頭重感・判断力低下・集中力低下・記憶力低下）、微熱、味覚障害、嗅覚障害、呼吸困難、咳、痰、不安、抑うつ、眩暈、ふらつき、喉の渇き・痛み、目の奥の痛み、かすみ目、鼻痛・違和感、耳鳴り、不眠（寝付き悪い・途中目覚める、変な夢）、消化器（吐き気・下痢・便秘）、脱毛、食欲不振・体重減少（　ヵ月で kg）、皮膚症状

図表4　1000人の後遺症患者の主な症状

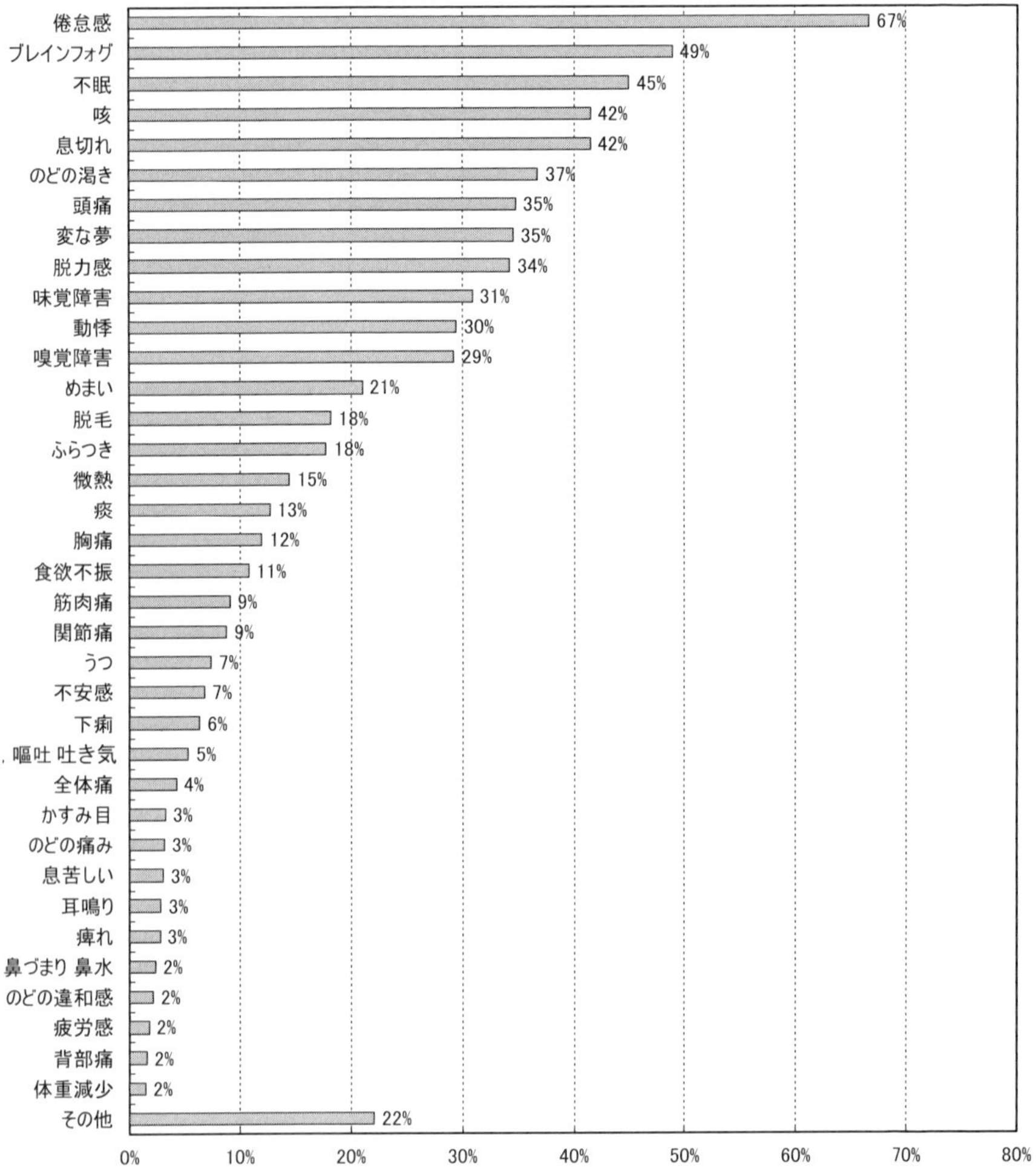

※当院の調査では、デルタ株までとオミクロン株の後遺症の症状に大きな違いはない。それぞれの患者五〇〇人の症状については五一～五四頁を参照。

〈デルタ株までとオミクロン株の比較〉

デルタ株まで

平均年齢三八・九歳（SD一四・二）、最高年齢八八歳、最低年齢一〇歳
発症より当院初診までの経過日、平均七五・二日（SD七一・二）
発症後当院受診までの期間、最長四五〇日、最短八日

オミクロン株

平均年齢三九・九歳（SD一五・四五）、最高年齢八七歳、最低年齢七歳
発症より当院初診までの経過日、平均三八・八日（SD二七・五）
発症後当院受診までの期間、最長一四七日、最短一一日

感染・発症後の自宅→ホテル療養での安静度が高いほど後遺症の発現（発症）は少ない。軽症（自宅・ホテル療養）、中等症、重症の有意差はなかった。

コロナ発症後当院受診までの期間は平均四三日。

コロナ後遺症　デルタ株まで500人　オミクロン株500人

男女別年代集計（デルタ株まで）			
年齢	男	女	合計
~19	23	24	47
~29	50	46	96
~39	59	43	102
~49	55	78	133
~59	54	42	96
~69	10	9	19
70以降	4	3	7
合計	255	245	500

男女別年代集計（オミクロン株）			
	男	女	合計
~19	31	20	51
~29	42	56	98
~39	43	53	96
~49	53	72	125
~59	39	47	86
~69	10	9	19
70以降	14	11	25
合計	232	268	500

男女別症状集計（デルタ株まで）			
症状	男	女	合計
倦怠感	167	155	322
息切れ	95	83	178
咳	76	80	156
頭痛	78	102	180
胸痛	32	26	58
全体痛	12	14	26
不眠	92	106	198
ブレインフォグ	89	88	177
味覚障害	98	102	200
嗅覚障害	86	111	197
脱毛	41	78	119
微熱	49	36	85
のどの痛み	7	15	22
のどの渇き	59	57	116
食欲不振	18	34	52
めまい	30	41	71
動悸	39	35	74
痰	17	17	34
不安感	15	23	38
息苦しい	15	16	31
うつ	26	19	45
変な夢	72	61	133
疲労感	10	7	17
嘔気 嘔吐 吐き気	4	15	19
耳鳴り	7	10	17
筋肉痛	15	13	28
関節痛	18	10	28
痺れ	11	15	26
鼻づまり 鼻水	11	10	21
のどの違和感	10	7	17
背部痛	5	8	13
下痢	12	10	22
ふらつき	18	16	34
脱力感	28	28	56
かすみ目	9	8	17
体重減少	6	3	9
その他	68	83	151

男女別症状集計（オミクロン株）			
	男	女	合計
倦怠感	149	196	345
息切れ	94	143	237
咳	116	143	259
頭痛	66	102	168
胸痛	27	35	62
全体痛	9	8	17
不眠	99	153	252
ブレインフォグ	137	175	312
味覚障害	42	67	109
嗅覚障害	35	61	96
脱毛	18	45	63
微熱	25	35	60
のどの痛み	7	3	10
のどの渇き	116	136	252
食欲不振	25	31	56
めまい	46	93	139
動悸	81	140	221
痰	41	52	93
不安感	11	19	30
息苦しい	0	0	0
うつ	10	19	29
変な夢	84	129	213
疲労感	1	0	1
嘔気 嘔吐 吐き気	11	24	35
耳鳴り	5	7	12
筋肉痛	27	36	63
関節痛	26	34	60
痺れ	0	2	2
鼻づまり 鼻水	2	1	3
のどの違和感	2	3	5
背部痛	1	2	3
下痢	20	22	42
ふらつき	53	91	144
脱力感	127	160	287
かすみ目	5	11	16
体重減少	2	4	6
その他	31	39	70

治療経過集計（デルタ株まで）	
自宅療養	194
自宅→ホテル	54
ホテル	131
自ホ→病院	52
病院	63
重症ベッド	6
合計	500

治療経過集計（オミクロン株）	
自宅療養	402
自宅→ホテル	8
ホテル	59
自ホ→病院	1
病院→ホテル	0
病院	28
重症ベッド	0
無記入	2
合計	500

男女共症状集計（デルタ株まで）

症状	割合
倦怠感	64%
息切れ	36%
咳	31%
頭痛	36%
胸痛	12%
全体痛	5%
不眠	40%
ブレインフォグ	35%
味覚障害	40%
嗅覚障害	39%
脱毛	24%
微熱	17%
のどの痛み	4%
のどの渇き	23%
食欲不振	10%
めまい	14%
動悸	15%
痰	7%
不安感	8%
息苦しい	6%
うつ	9%
変な夢	27%
疲労感	3%
嘔気 嘔吐 吐き気	4%
耳鳴り	3%
筋肉痛	6%
関節痛	6%
痺れ	5%
鼻づまり 鼻水	4%
のどの違和感	3%
背部痛	3%
下痢	4%
ふらつき	7%
脱力感	11%
かすみ目	3%
体重減少	2%
その他	30%

男女共症状集計（オミクロン株）

症状	割合
倦怠感	69%
息切れ	47%
咳	52%
頭痛	34%
胸痛	12%
全体痛	3%
不眠	50%
ブレインフォグ	62%
味覚障害	22%
嗅覚障害	19%
脱毛	13%
微熱	12%
のどの痛み	2%
のどの渇き	50%
食欲不振	11%
めまい	28%
動悸	44%
痰	19%
不安感	6%
息苦しい	0%
うつ	6%
変な夢	43%
疲労感	0%
嘔気 嘔吐 吐き気	7%
耳鳴り	2%
筋肉痛	13%
関節痛	12%
痺れ	0%
鼻づまり 鼻水	1%
のどの違和感	1%
背部痛	1%
下痢	8%
ふらつき	29%
脱力感	57%
かすみ目	3%
体重減少	1%
その他	14%

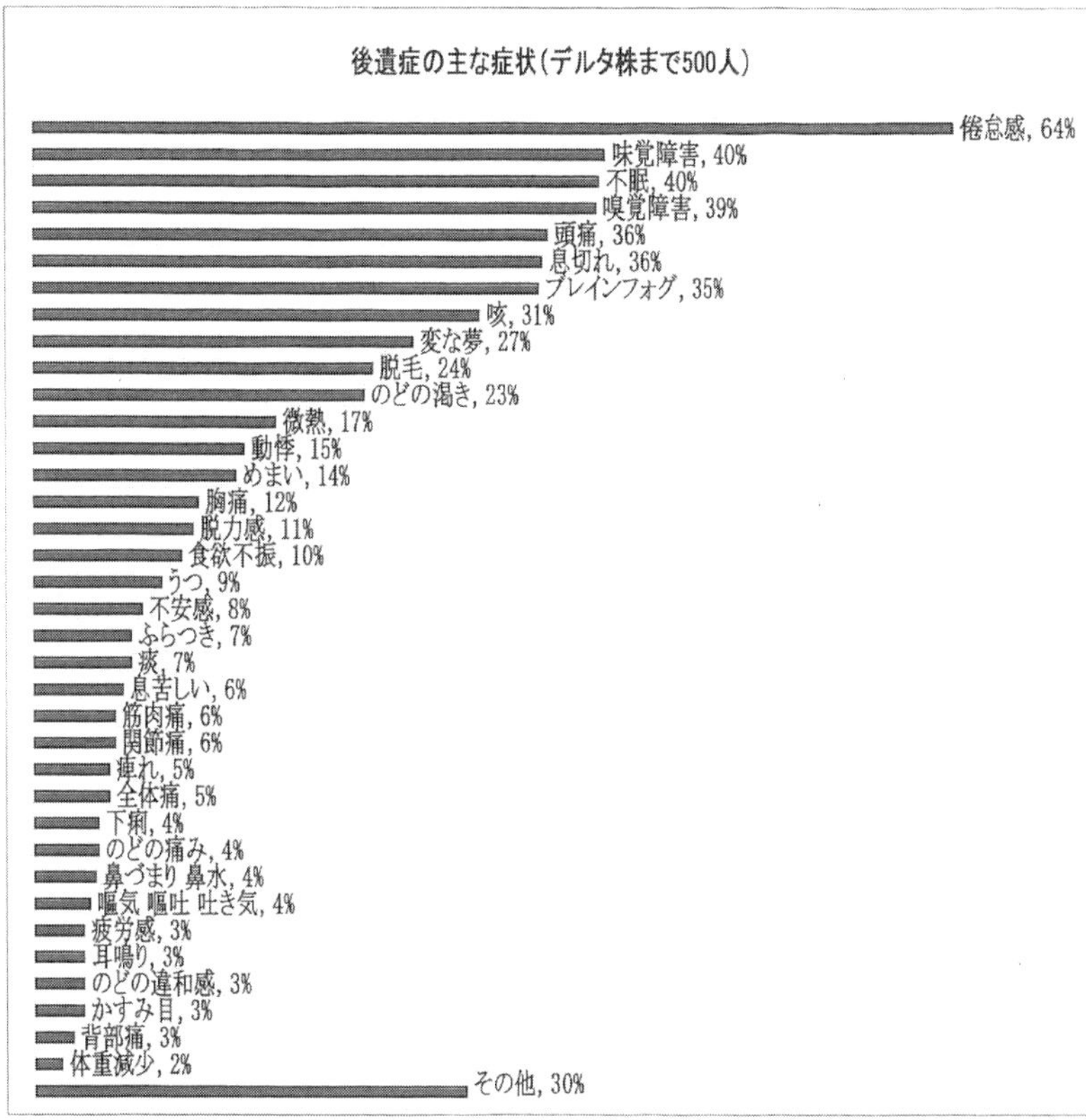

後遺症の主な症状(デルタ株まで500人)
倦怠感, 64%
味覚障害, 40%
不眠, 40%
嗅覚障害, 39%
頭痛, 36%
息切れ, 36%
ブレインフォグ, 35%
咳, 31%
変な夢, 27%
脱毛, 24%
のどの渇き, 23%
微熱, 17%
動悸, 15%
めまい, 14%
胸痛, 12%
脱力感, 11%
食欲不振, 10%
うつ, 9%
不安感, 8%
ふらつき, 7%
痰, 7%
息苦しい, 6%
筋肉痛, 6%
関節痛, 6%
痺れ, 5%
全体痛, 5%
下痢, 4%
のどの痛み, 4%
鼻づまり 鼻水, 4%
嘔気 嘔吐 吐き気, 4%
疲労感, 3%
耳鳴り, 3%
のどの違和感, 3%
かすみ目, 3%
背部痛, 3%
体重減少, 2%
その他, 30%

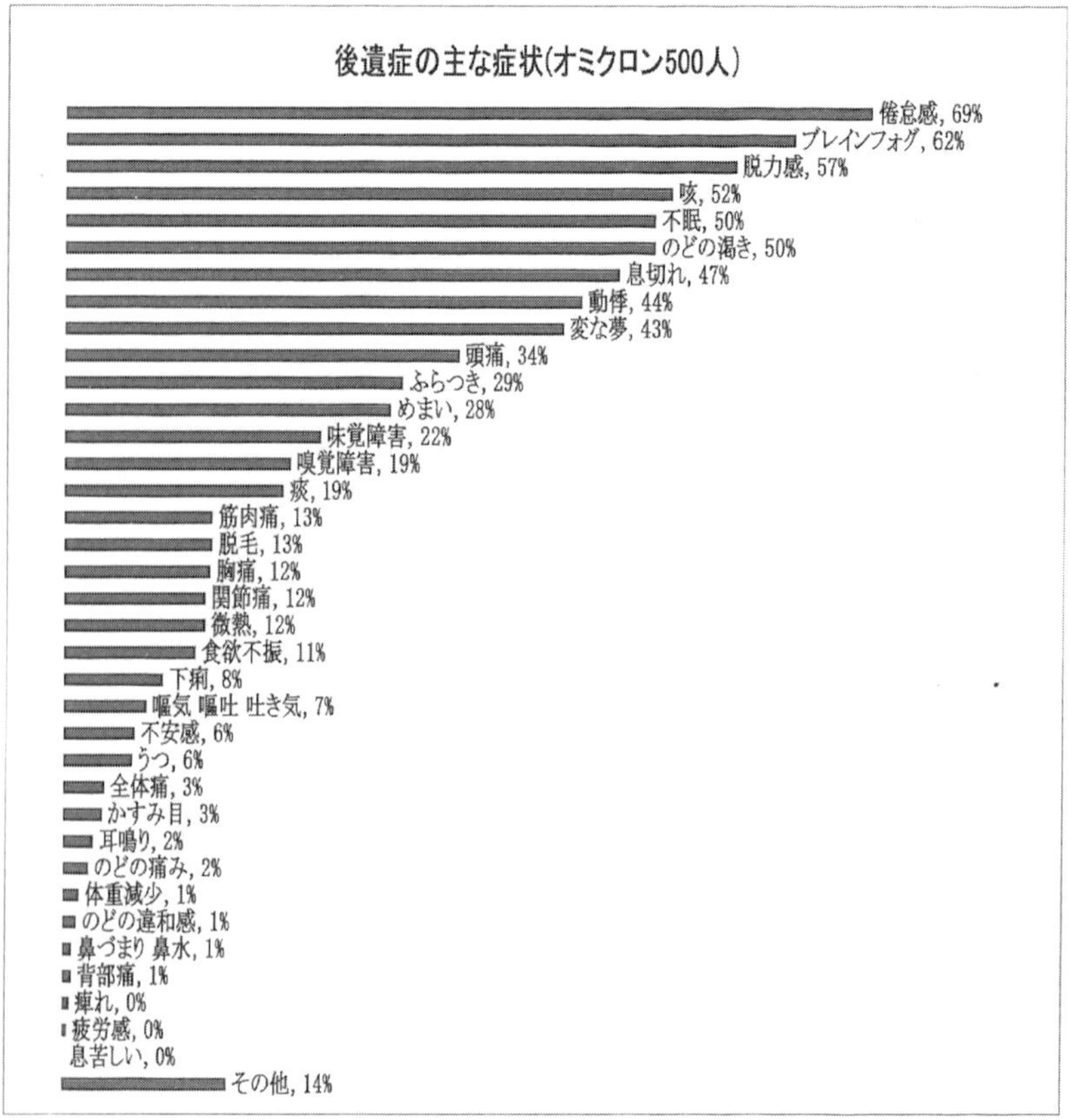
後遺症の主な症状(オミクロン500人)
倦怠感, 69%
ブレインフォグ, 62%
脱力感, 57%
咳, 52%
不眠, 50%
のどの渇き, 50%
息切れ, 47%
動悸, 44%
変な夢, 43%
頭痛, 34%
ふらつき, 29%
めまい, 28%
味覚障害, 22%
嗅覚障害, 19%
痰, 19%
筋肉痛, 13%
脱毛, 13%
胸痛, 12%
関節痛, 12%
微熱, 12%
食欲不振, 11%
下痢, 8%
嘔気 嘔吐 吐き気, 7%
不安感, 6%
うつ, 6%
全体痛, 3%
かすみ目, 3%
耳鳴り, 2%
のどの痛み, 2%
体重減少, 1%
のどの違和感, 1%
鼻づまり 鼻水, 1%
背部痛, 1%
痺れ, 0%
疲労感, 0%
息苦しい, 0%
その他, 14%

症状の整理

コロナ後遺症の特徴は？

マスコミの取材などでも「発症時の症状と後遺症との関連」を問われることが多いが、その答え方は微妙で難しい。そもそも、新型コロナの症状が「軽症か中等か重症か」といった場合、医療ではその基準が呼吸不全にあり、分類もされている。そのため、「重症者に後遺症が多いとはいえない」ということになる。

実際にも、コロナ後遺症・続発症状全般に、急性期の症状の軽重でちがいはない。しかし、急性期の環境には影響があるといったことが、コロナ後遺症の患者たちの声から読み取れる。

そうしたことも含めて、コロナ後遺症の特徴と留意点は次のようにまとめられる。

一．コロナ後遺症の発生率は急性期の「軽症・中等・重症」患者での大きなちがいはない。

二．程度のよい症状も悪い症状も日によって波があり、治療しても直線的に寛解、治癒しない。コロナ後遺症は目に見える、数値化できる症状は少ないため、当院では症状のスコア表※を用いる。

スコアの一〇点（最悪）が五点くらいになると短期間のうちに（概ね二、三日）、一日のうちで自己診断では一～二点になる日が出てくる。しかし、安心していると翌日三～四点にぶりかえすことがある。

三．長期に残存しやすい症状は倦怠感、ブレインフォグ、変な夢、不眠、筋肉の痛み。脳の炎症は体の炎症に比べ長く続きやすいためと思われる。

四．当初なかった症状が後日に現れることがある。

五．治っていく症状にむらがある。咳は通常の喘息の薬ではなく、水薬剤（サリパラ、セネガ、キョウニン水、ライトゲンの合剤）で比較的治癒しやすい。

六．後遺症のまったくない人は、発症者の半数以上ある。共通するのは、感染初期、早期の自宅ないしホテル療養を十分に行い休養した人は後遺症が少ない。

七．症状の増悪から軽快に波がある。「昨日よかったのに今日は調子が悪い」といったことは珍しくなく、患者を落胆させることがある。これは、器質的障害のみが原因でもないと考える。

八．高齢者受診は少ない。いわゆる年齢相応のサルコペニア※・フレイル※と混同しやすい。

九．就労現役世代は従来の仕事の遂行に支障があり、職場での理解困難な場合がある。児童、生徒、学生の通学もいわゆる「さぼり」や「詐病」とった心無い対応をされることもあるようだ。

※症状のスコア表……患者さん自身に現在の症状を評価してもらうため一〇段階の点数票を作成した（次ページ図表5）。

※サルコペニア……加齢による筋肉量の減少および筋力の低下。

※フレイル……日本老年医学会が二〇一四年に提唱した概念で、「Frailty（虚弱）」の日本語訳。健康な状態と要介護状態の中間に位置し、身体的機能や認知機能の低下が見られる状態のことを指す。

図表5　寛解度点数

寛解度	点数
すっかりマシ	0
非常にマシ	1
かなりマシ	2
大分マシ	3
マシ	4
ややマシ	5
少しマシ	6
一旦マシ	7
もう一つ	8
変わらず（続く）	9
ひどく悪い	10

重症だった人がなりやすい？

本症状は重症だった人がなるのか？　もしくは、無症状や軽症でもなるのか？　多くの人が知りたいところである。医師の私も大いに事実を知りたいと思い、院内調査を行った（次ページ写真参照）。

調査は、当院にて一度でも治療を受けられた九三八名のコロナ患者に、アンケート用紙を郵送した。その返信によって得た結果、様々なことが見えてきた。このアンケートをお送りした患者のうち、呼吸困難を起こしていた重症者で人工呼吸やエクモを装着した人は九三八人中十数人であった。

感染者数に比例したためかコロナ後遺症は「軽症⇩中等症Ⅰ⇩中等症Ⅱ⇩重症」となり、重症だからといって多種・多彩な後遺症との頻度の相関性は乏しいと考えた。

いわゆる無症状（不顕性感染）では、皆無ではないが、ほとんど後遺症なし。自宅療養ないし、ホテル療養等できちんと休養していた方も後遺症にはなりにくいようだ。

一方、急性期に中等症で病院で抗ウイルス薬を点滴していた人にも後遺症はあった。

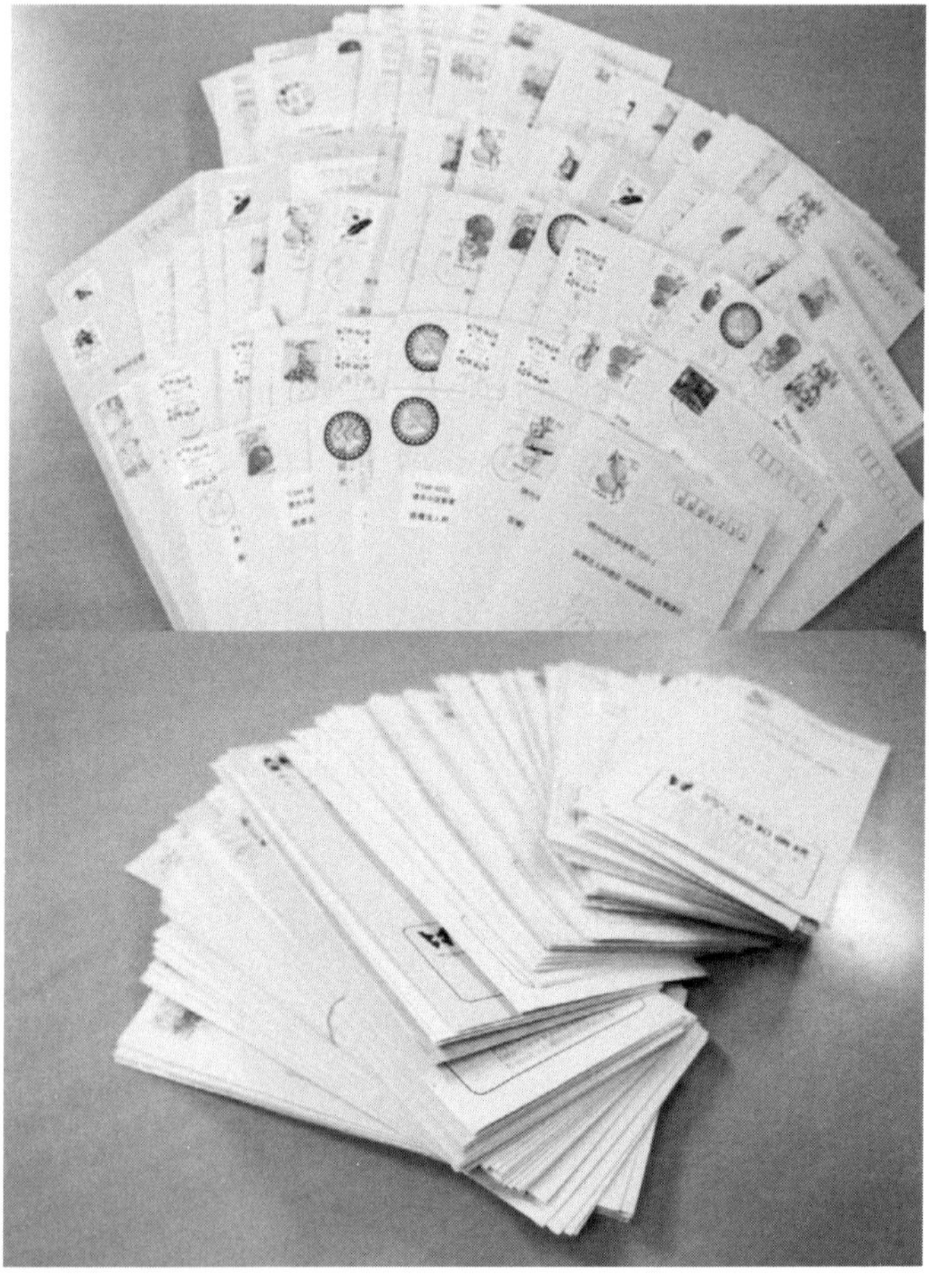

当院受診 後遺症患者の予後のアンケート返書

コロナ後遺症への備えの基本は？

この調査から、コロナ後遺症にならないための秘策があるかといえば、それを明確に答えるのはかなり困難だ。現状で新型コロナウイルス感染予防の完璧を目指すことと同様、社会生活を送る限り、コロナ後遺症のリスクは常につきまとう。しかし、ここは初歩に立ち戻ることが肝要で、まずは油断をしないことだ。

そのため、コロナ後遺症にならないためには感染しないこと。その対策がなにより必要だということを、改めて強調することになる。

感染の可能性のある人に近づかない。対面をするときは、一メートルの間隔とマスク、フェイスガード、大声で話す人とは一メートル以上の間隔を空ける。飲食をともにしない。唾液からの感染を防ぐ。

たとえ感染しても、急性期のきちんとした療養が後遺症を減らすことにつながることを皆が共通認識とすること。感染当初の一週間は体力を消耗しないように免疫力が低下しないようにきちんとした療養をすること。就労や就学への復帰復活に焦りは禁物である。日本人は一週間休暇休息をとることが非常に難しいことになっているが、歴史的な感染症の猛威の中にあって、この一週間は最短の療養期間である。

考察と統計

診察をしての考察

そんな心構えで、コロナ後遺症の患者さんの診察をしていて、これまでに考察できたことをみなさんと共有したい。

すでに、世界的にも指摘されていることに、その症状は多種多彩多様ということがある。そして、社会復帰などを拒むその主たる症状は倦怠感、脱力感、ブレインフォグ（判断力や決断力、集中力、記憶力の低下）、不眠、筋肉痛といったことも世界各国で共有されている情報であろう。

私はとくに、ブレインフォグ、不眠と随伴し、患者たちから聞きあてた「変な夢」、関西の表現にすれば「けったいな夢」に焦点を当て、その相関性を統計学的評価※した。

ブレインフォグ、不眠、変な夢の寛解過程は必ずしも同時進行ではないが一定の方向性をもっていた。そして、この点からもコロナ後遺症の病因を探る手がかりにもなるのではないかと考えている。「変な夢を見ている」という現象は、こちら（ドクター）が患者に尋ねなければ応答しない事項でもあった。

というのも、この「変な夢」は患者によれば、「怖い」「辛い」「驚くような」悪夢や恐怖の夢ではなく、自身が経験した人、物、場所に関係するが、場所や時間がちぐはぐといった予想もしていない内容である。その夢は特段印象にも残らず、患者の心身を困らせるような性質ではない。そこで、あえて問われて「そういえば……」という確認がとれるものだ。

この「変な夢」については、コロナ後遺症の特徴として日本ではほかに注視されている話を聞かない。しかし、私はこの些細な日常ではない患者の変化も、なにかコロナ後遺症の解明のきっかけとなるように考えた。世界の文献などを当たると、米国ハーバード大学心理学のディアドラ・バレット（Deirdre Barrett）教授の研究による報告があり、ほかにもフランスのリヨン神経科学センター、イタリアのローマ大学ガイ・レシュツィナー、マーサ・クロフォードなどの報告があった。

そこで、患者を困らせる「不眠」と、「ブレインフォグ」と、この「変な夢」の関わりについて私が診察した一〇〇〇人について相関性を評価したところ、有意度が認められた。国内外でも貴重なデータと思われる。

※相関性を統計学的評価……χ^2検定により有意差を検証した結果を次の図表にまとめた。

全体1000人

実測値

	変な夢(+)	変な夢(-)	合計
不眠(+)	305	145	450
不眠(-)	41	509	550
合計	346	654	1000

期待値

	変な夢(+)	変な夢(-)	合計
不眠(+)	155.7	294.3	450
不眠(-)	190.3	359.7	550
合計	346	654	1000

p＝ 1.5E-88
p＜ 0.001

実測値

	変な夢(+)	変な夢(-)	合計
フォグ(+)	266	223	489
フォグ(-)	80	431	511
合計	346	654	1000

期待値

	変な夢(+)	変な夢(-)	合計
フォグ(+)	169.194	319.806	489
フォグ(-)	176.806	334.194	511
合計	346	654	1000

p＝ 6.31E-38
p＜ 0.001

実測値

	変な夢(+)	変な夢(-)	合計
不眠(+)フォグ(+)	234	77	311
不眠(+)フォグ(-)	71	68	139
不眠(-)フォグ(+)	32	146	178
不眠(-)フォグ(-)	9	363	372
合計	346	654	1000

期待値

	変な夢(+)	変な夢(-)	合計
不眠(+)フォグ(+)	107.606	203.394	311
不眠(+)フォグ(-)	48.094	90.906	139
不眠(-)フォグ(+)	61.588	116.412	178
不眠(-)フォグ(-)	128.712	243.288	372
合計	346	654	1000

p＝ 4.15E-94
p＜ 0.001

図表６「不眠」と「変な夢」の相関性

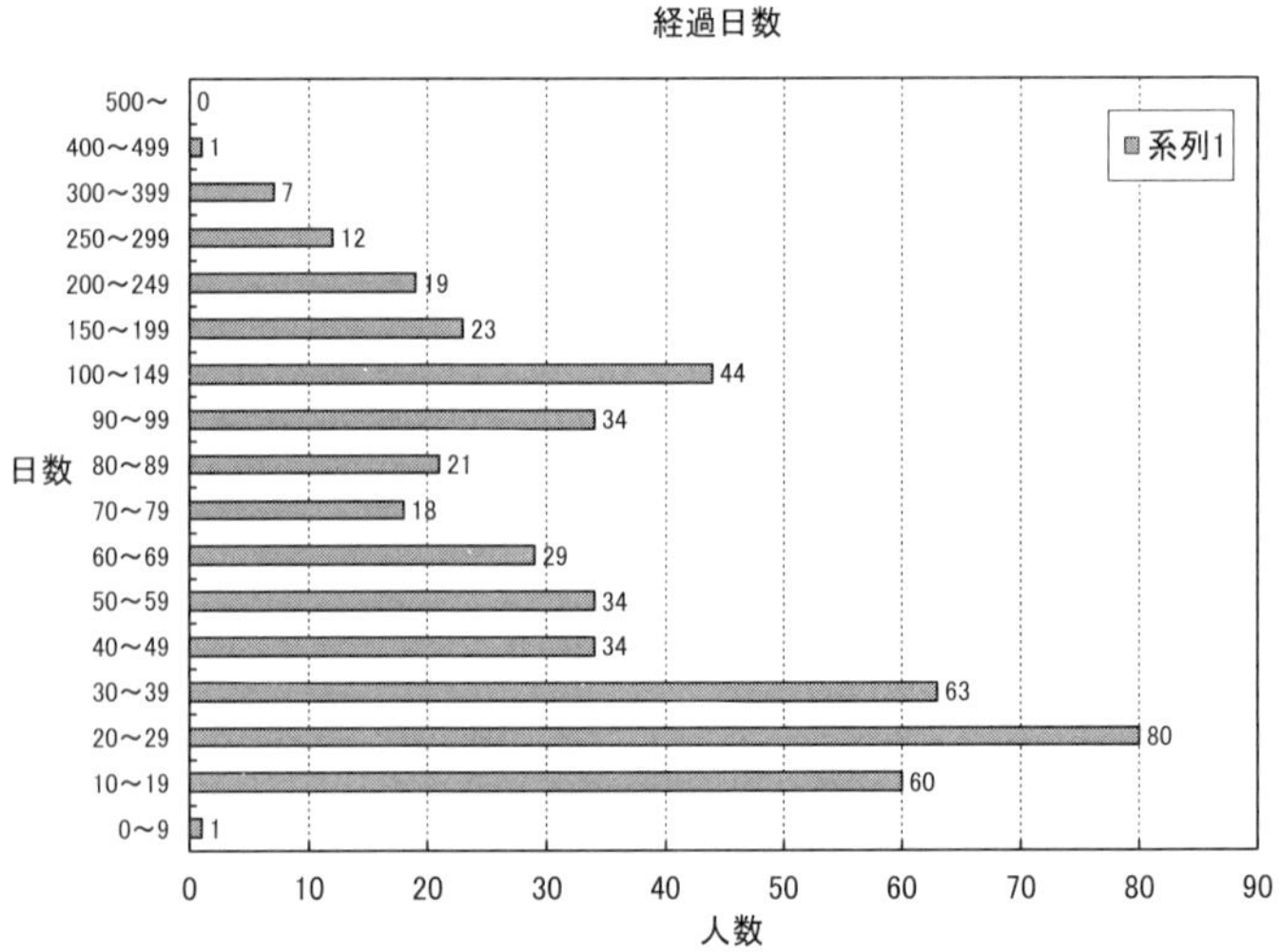

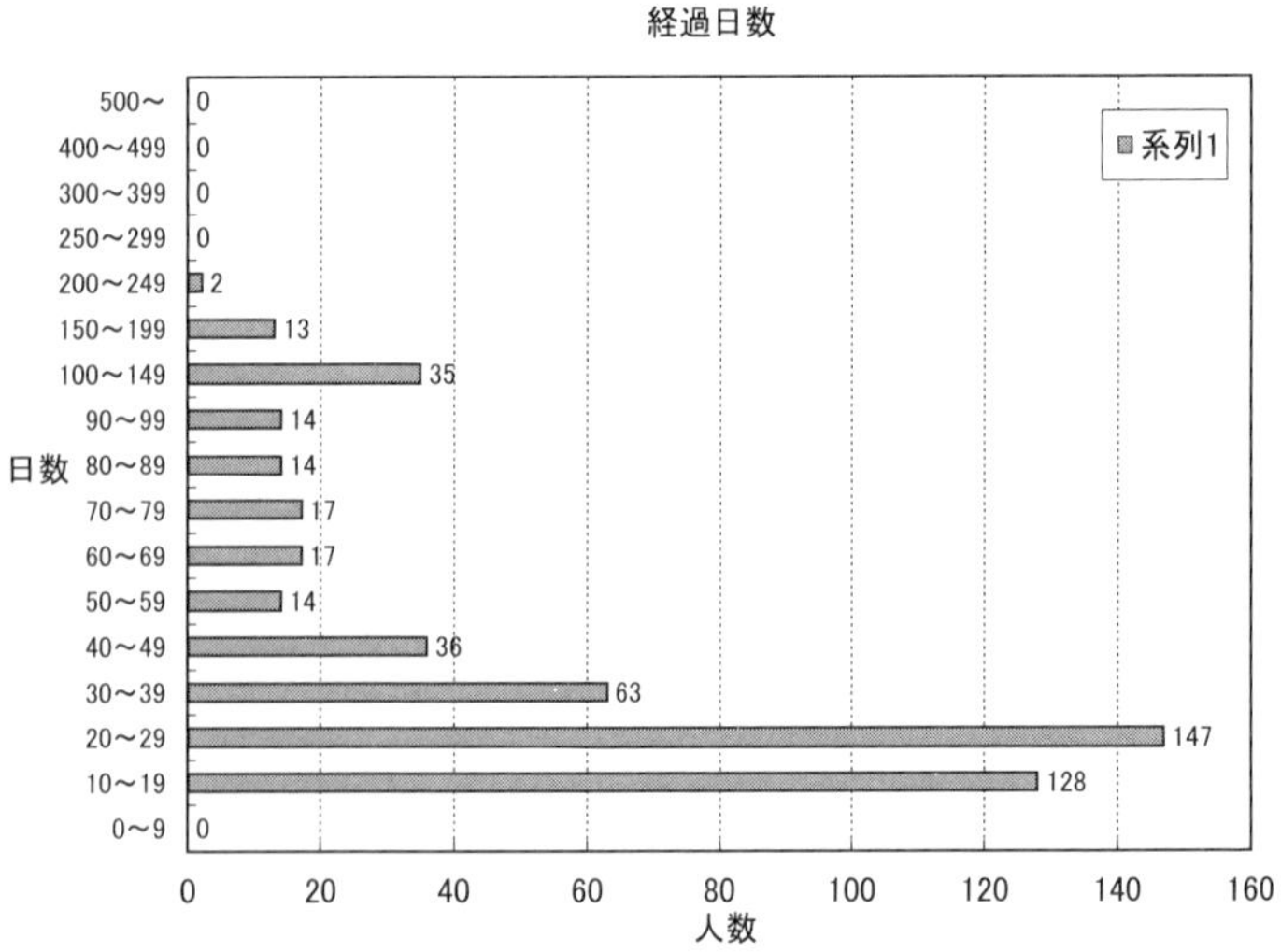

図表7　コロナ後遺症の経過日数
（上）デルタ株まで（下）オミクロン株

コラム1

コロナ後遺症の経過に一定の法則（特性）

コロナ後遺症の患者一五〇〇人以上を観察した結果、次のような特徴を確認できた。

①感染初期の症状【多発的〜単発的】がそのまま続く（遷延化）。

②感染初期、早期にはなかった症状が二、三週〜数週間後に発現し続く（続発症）。

③症状の経過には波がある（昨日はよかったのに、今朝、今日は調子が悪い）。

④一旦寛解治癒しかけたのに、仕事のフルの復帰などで再燃する。

以上の症状の特性や、全身のあちこちの症状を合わせ考えたとき、一つの仮説が生まれる。この特性や症状が細胞表面の感染受容体「ACE2受容体」の存在が鍵穴となっていることが考えられるのだ。この感染受容体をもつ全身の血管内皮細胞への感染が、コロナ症状として確認されている。そのため、この血管内皮細胞傷害がコロナ後遺症の症状を生み出す要因になるのではないかと推測される。

治療と投薬

コロナ後遺症の処方について

コロナ後遺症の治療、投薬については、すべて対症療法となる。そのため、当院では漢方医学も取り入れ、患者の症状の変化を密に観察している。その際、慶應大学で漢方医学の研究をされている渡辺賢治先生のご著書などに学んでいる。各症状への処方については後述するが、ここでは漢方療法などを行う基本的な考え方についてふれておこう。

一．漢方療法は、多彩な後遺症の対症療法として有効である。
二．漢方薬の中には免疫細胞の炎症性サイトカインに対して効力があるものもある。
三．免疫活性（インターフェロン増生）を目的として処方する。

四．ウイルス⇩ミトコンドリアなどでの過剰な活性酸素発生⇩組織・細胞（膜）に
傷害への回復に、活性酸素除去※（ＳＯＤ）などビタミン剤も取り入れる。

以上四点を基本に、コロナ後遺症を訴える患者に、処方し服用を促したところ、時期、経過に違いがあるが大半は回復に向かっていった。

寛解度を図表８（次ページ）に示そう。多種にわたる症状には時間差があるが、全体的には五〇パーセントの寛解経過は、一ヵ月後一一五人／三七九人＝三〇・三パーセント、三ヵ月後五五人／三七九人＝一四・五パーセント、半年後九三人／三七九人＝二四・五パーセント、すなわち二六三人／三七九人＝六九・三パーセントとなった（集計には同一患者の重複もある）。

しかし、症状のその後の再燃もある。

※活性酸素除去（SOD=Super Oxide Dismutase）……フィットケミカル（八一ページ参照）ビタミンA・C・D・E、ポリフェノールなど。

図表８　コロナ後遺症の寛解度

	1w	2w	3w	4w	2m	3m	4m	5m	6m	7m	8m	9m	10m	11m	1y	合計
0/10	0	4	1	7	6	6	9	2	2	4	0	2	1	2	1	47
1/10	2	1	3	12	15	13	22	15	15	12	7	3	7	9	6	142
2/10	3	5	8	19	22	16	19	16	17	14	11	14	7	6	7	184
3/10	4	6	14	24	25	30	23	15	14	10	6	6	9	5	5	196
4/10	21	37	25	60	33	29	29	10	10	4	6	0	3	4	5	276
5/10	31	53	43	82	53	27	24	10	11	9	10	7	5	2	1	368
6/10	9	25	35	27	19	21	12	5	5	5	3	4	3	1	0	174
7/10	13	12	15	11	4	4	1	2	1	0	1	3	0	0	0	67
8/10	31	19	12	15	8	2	16	3	2	1	0	0	0	0	0	109
9/10	13	7	5	10	3	4	1	3	0	0	0	0	0	0	0	46
10/10	2	3	1	0	3	0	2	1	0	0	0	0	0	0	0	12
	129	172	162	267	191	152	158	82	77	59	44	39	35	29	25	1621

寛解度点数（0/10～10/10）点数が多いほど重症（58頁参照）

漢方薬「甘草」を処方、服用する際の注意点

漢方薬はその特徴と使い方を知って服用をすることが肝心だ。

漢方薬は「全身の状態（証）（実・虚）に応じて全身のバランスを整えて治す」という作用をもつ。

作用があれば反作用（副作用）があるのは、西洋薬も漢方薬も同じである。漢方薬は四〇〇〇年の歴史から、作用反作用ともに人々が身をもって知り得ている。また近年は、先人たちの知恵を後追いではあるが、科学的な実証もされていることから西洋医学を学び実践してきた私たちも処方するようになっている。

漢方薬の副作用の中で、とくに「甘草《かんぞう》」については知っておくべきだろう。

鎮痛、抗炎症などに効果を現す「甘草」は、その字が表すように、強い甘みが特徴。甘草は一〇〇以上ある漢方薬のうち、約四分の三に含まれている。その副作用には「偽アルドステロン症」があり、低カリウム血症※、血圧上昇、ナトリウム増加、浮腫、体重増加などを起こすことがある。

以前は、甘草を多く摂取するほど、低カリウム血症の発生頻度が高くなるといわれ

ていたが、現在ではこれは疑問で、副作用が出るかどうかは服用する人とその漢方薬との相性によっている。そのため、副作用に注視しつつ服用をする。

甘草の成分である配糖体のグリチルリチンは、腸内細菌に利用されることで吸収される。そのため吸収量は個人差が大きい。長期に服用する際は、約三ヵ月ごとに血清カリウム値の測定が望まれる。

こうした副作用が明解な薬は、一面管理ができ安心と思い、不要な不安をもたず検査をしながら服用すればよいだろう。

患者への補足アドバイス

「甘草」を服用するときに高齢者は血圧に注意すること。五日から一〇日頃に、高血圧や手足のだるさ、痺れを感じるようになれば、カリウムを補給する。「偽アルドステロン症」は、血圧が急に上がり、顔や手足のむくみが見られる。手足の力が抜け弱くなることもある。だるさ、しびれ、つっぱり、こわばりなどの症状が特徴である。そのほかに、こむら返りや筋肉痛、喉の渇き、食欲不振、不整脈や息苦しさなども見られることがある。そうした症状が出た場合は、自己判断せずに主治医にその旨を伝え相談すること。

なお、甘草は一部の風邪薬や胃腸薬、肝臓薬にも含まれている。「偽アルドステロン症」は、一対二の割合で女性に多く、とくに患者の約八〇％は五〇代以降といわれている。当院ではコロナ後遺症の治療で、甘草を処方する場合は、予防対策としてカリウムを含む食品の摂取をすすめている。

漢方薬の服用のタイミングについては以前は、服用から吸収、そして効果発揮のため食間から食前の服用をすすめられていた。しかし、現在では食後でも経口吸収量は差がないといわれている。胃に負担のある人は食後の服用でよい。

漢方薬の抗炎症作用について

私たちの体内にウイルスが侵入したとき、最初に出動するのは「樹状細胞」である。樹状細胞は、まさに樹木のような、木の枝のような突起をもつ細胞だ。血液中の白血球の中の免疫細胞の一部であり、体内のあちこちに分布している。

樹状細胞は、体内や身体の表面で異物を発見するとそれを自分の中に取り込み、その特徴を覚えてしまう。

樹状細胞はウイルスの侵入を感知するとその抗原をほかの免疫系の細胞に伝える役割をもつ。やがて、それが私たちの身体を異物から守る司令塔ともいわれる「Ｔ細胞」の働きを活性化させる。

血中リンパ球の六〇～八〇パーセントを占めるといわれるＴ細胞がリンパ球（マクロファージ）及び多数の細胞の働きにより、「サイトカイン」という情報伝達タンパク質（ポリペプチド、分子量二万～五万）が出動する。

さらに、これを骨髄にある造血細胞から作られる白血球の一種「Ｂ細胞」が受け取り、ＩｇＧ抗体を作り始める。ここで、その間に活躍するのが「キラーＴ細胞」でウイルス侵入された細胞を見つけ破壊する。

さながら、映画にでもすれば、スペクタクルな世界である。私たちは、このような身体の複雑で高度な働きによって、生きながらえてきた。宿主を求めて侵入したウイルスに対して、細胞たちはじつに緻密な連携によって破壊を行うのだ。

漢方薬は、この連携を助け強くする働きをもつ。

樹状細胞の働きを増強させて、それに続くＴ細胞、Ｂ細胞、キラーＴ細胞の働きを促進させて、抗炎症作用を発揮するのだ。新型コロナウイルス感染症の予防治療、重症化防止は、これらの細胞の活躍によってなし得ている。

日本東洋医学会漢方専門医であり、指導医でもある日高徳洲会病院の井齋偉矢《いさいひでや》先生は、「新型コロナウイルス感染症の治療においても、原因となっているウイルスの性質やその変異によっても、漢方薬の選択にはほとんど影響はない」と明言されている。

※低カリウム血症……低カリウムにより横紋筋融解による筋力低下、筋肉痛、痙攣《けいれん》、麻痺など、CPK、血中・尿中ミオグリン上昇が見られることがある。

カリウムを含む食品

食品	一食分目安	カリウム量
バナナ	中１本（100㌘）	360mg
夏みかん	1/2個（100㌘）	285mg
メロン（白・赤）	1/8個（80㌘）	272mg
はっさく	1/2個（100㌘）	270mg
いよかん	1/2個（80㌘）	228mg
アボガド	1/4個（40㌘）	180mg
もも	1/2個（可食部100㌘）	180mg
柿	1/2個（80㌘）	170mg
オレンジ	1/2個（100㌘）	154mg
プルーン	3個（60㌘）	154mg
キウイフルーツ	1/2個（50㌘）	145mg
グレープフルーツ	1/2個（100㌘）	140mg
西洋梨	1/2個（100㌘）	140mg
梨	1/3個（100㌘）	140mg
アメリカンチェリー	5粒（100㌘）	130mg
みかん（薄皮も食べる）	1個（100㌘）	130mg
マンゴー	1/6個（70㌘）	119mg
みかん（薄皮は食べない）	1個（100㌘）	113mg
りんご	小1/2個（150㌘）	110mg
スイカ	一口大3個（90㌘）	108mg
いちご	大3個（60㌘）	102mg
ライチ	3個（60㌘）	102mg
すもも	1個（70㌘）	90mg
パイナップル	一口大3個（60㌘）	90mg

各国の後遺症

各国からの後遺症報告

感染症は古来、風土病としてある地域内だけで流行したものも多かった。いまでも地域に閉じ込められた病原体は無数にあるだろう。病原体の仕業なのか、インフルエンザによって発症する「インフルエンザ脳症」は、ある時期ほぼ日本国内でのみ発症し、解熱剤による可能性を指摘されたが、原因は定かではない。今般の新型コロナによる感染死亡者も圧倒的に欧州圏が多く、アジア圏で少ないこともいまだその理由はわからない。

コロナ後遺症については、イタリア、フランス、アメリカからの報告を見たところ、患者の訴えや症状は、ほぼ日本国内で聞こえてくる内容と同じと思われる。

イタリアの事例として、一四三人の患者の回復後（発症から二ヵ月後）に、八七パーセントの人たちに次の症状があった。

症状は、倦怠感、呼吸苦、関節痛、胸痛、咳嗽《がいそう》、嗅覚障害、目や口の乾燥、鼻炎、結膜充血、味覚障害、頭痛、喀痰、食欲不振、咽頭痛、めまい、筋肉痛、下痢。

三二パーセントの患者で一つから二つは症状があり、五五パーセントの患者で三つ以上の症状がある。亡くなった方の解剖所見では、五八パーセントの方に四肢（通常は腓腹部《ひふくぶ》または大腿部）または骨盤の深部静脈で血液が凝固する深部静脈血栓症（ＤＶＴ）が見られた。

アメリカの後遺症事例としては、二七〇人の調査がある。そのうち、六五パーセントが検査日から中央値七日で、普段の健康状態に復帰したとある。しかし、三五パーセントの人は、コロナの診断から二、三週間を経過した後も、普段の健康状態に戻っていない。

高齢者や基礎疾患のある人で症状が遷延しやすい傾向にあった。

フランスの調査では、一二〇人の回復（発症から約一一〇日後）については、約三〇パーセントに記憶障害・睡眠障害・集中力の低下などの症状が見られた。

最後に日本での調査は、六三人に行われた。発症から六〇日経った後にも、嗅覚障害（一九・四パーセント）、呼吸苦（一七・五パーセント）、倦怠感（一五・九パーセント）、咳嗽（七・九パーセント）、味覚障害（四・

八パーセント）、さらに一二〇日後でも呼吸不全（一一・一パーセント）、嗅覚障害（九・七パーセント）、倦怠感（九・五パーセント）、咳嗽（六・三パーセント）、味覚異常（一・七パーセント）を認めた。

二四パーセントに脱毛が見られ、症状は発症後約三〇日から出現し、約一二〇日まで見られ、脱毛の持続期間は平均七六日（二ヵ月半）にも及んだ。

ＰＣＲ陰性になっても呼吸困難などが生じる、肺線維症や器質的変化を引き起こしている例もあり、精神的なＰＴＳＤ症状としては、うつ不安、不眠があり、重症患者の二～三割に急性腎不全を引き起こし、腎臓への後遺症を残すケースもある。

回復の基本

回復のための栄養の摂り方は？

新しい感染症のような医療が手探りの状態のときは、すべてを基本に立ち返る必要がある。ウイルスは人の誕生とともに生息しているものである。現代社会のルールや常識に合わせても勝ち目はない。ひとまず、彼らのルールに従うことが賢明だ。

そのため、食事はフィットケミカルの摂取を心がけること。フィットケミカルとは、野菜や果物に含まれる天然の機能性成分であり、免疫力を高め、抗酸化作用やデトックス作用もあるとされている。最近、健康法としてもこの言葉を用いることが多いようだが、要は古来、私たちの祖先を生きながらえさせてきた、そしてウイルスと共存をしてきた身体に近くすること。

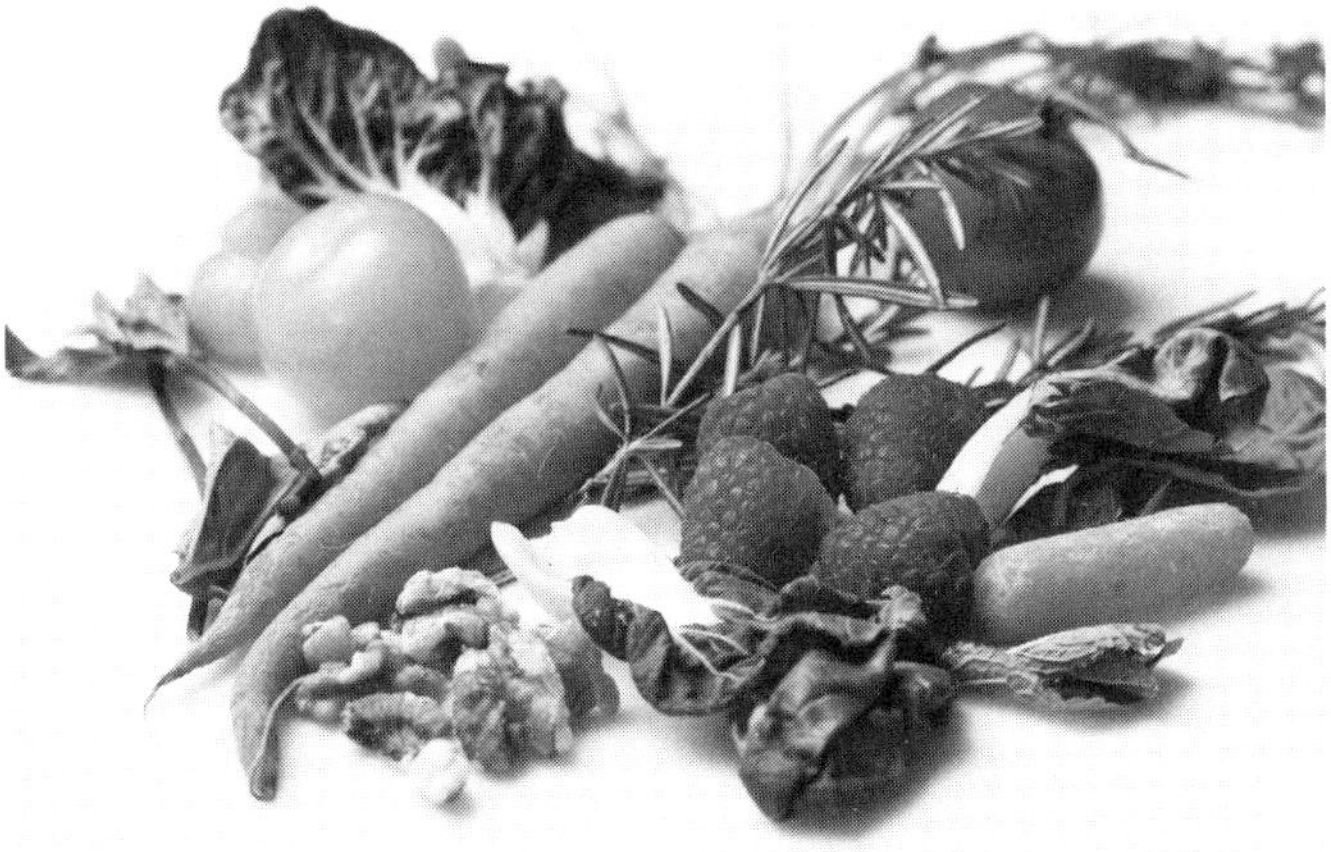

図表９ フィットケミカルが摂取できる食品

冷暖房から、室内換気装置、陰圧室、人工呼吸器エクモ（ＥＣＭＯ）まで近代科学の恩恵で、命が救われていることは間違いない。しかし、そもそもは、自己の免疫、自然治癒の力をもっている私たちのその備わった力を高め、ウイルスの宿主となったときも、なんとか折り合いをつけてもらうことが万事優先である。

そのうえで、社会復帰（職場復帰や通学復帰）を阻むもの、生活の質の低下（ＱＯＬ）をきたすことについては、社会的な理解や支援、保障などによって、突発的で緊急な事態を補うことが必要だ。

その一役に医療があり、私たち医療従事者の使命がある。

〈新型コロナ後遺症　主な症状と治療〉

①筋肉痛・関節痛

患者の訴えは、関節痛ではなく、筋肉痛

新型コロナ後遺症の「筋肉痛・関節痛」を巡っては、臨床医として見極めが難しいものであった。いまでも、厚労省の資料などでは、この二つの症状が併記されている。しかし、臨床の中では患者の症状の訴えの聞き方、受け止め方で微妙に診断が異なってくる。患者は単に痛みの部位を指し、「関節の辺りが痛い」ということがある。どうも、今回のコロナ後遺症は、この聞き取り方を慎重に、医師としての観察力をもって診ることができるか否かが問われているように思う。

私が診察に当たった患者の「関節痛」は、よく聴取していくとそれは「筋肉痛」である。

私たちが診察をした患者のみなさんが、痛みを訴える部位は、前胸部、大腿部、全身に及ぶことも有り、とくに特定の関節ということはなかった。

独特の痛みによる動作の困難

そして、その痛みは、打撲、捻挫などの外傷の痛みではない。圧痛でもない。動作時・運動時痛であり、筋力の低下もある。全身の痛みを訴える方に、具体的な症状を伺うと、「慣れない運動をした後にあるような痛み」といったところが適切のようであった。スムーズな動きが困難な症状ともいえる。筋肉の重い突っ張り（感）的な痛み。運動とまではいかない程度の動作や、いつもより長い程度の散歩の後の筋肉痛や筋肉の突っ張り。起床時に下肢のバランスがとれなくなり、階段の昇り降りに手すりを必要とする状態。

たとえば、この痛みが出ると歩行困難が起こる。それは、不慣れな運動をした翌日に起こる筋肉痛に近く、階段の昇降に手すりが必要な状態。痛みを堪えて動くため、その動作はスムーズにできない。

そして、朝起きたときに寝床から起き上がるのが辛い。これは、パジャマを脱いでズボンに足を通すのが困難な状態であるようだ。こうしたことは、高齢者にはありがちだが、立ったままの着替えは困難。バランスがとれないというのだ。これなどは、筋肉の相互作用の低下により、姿勢の不安定やバランス力（感覚）の低下が起こっていると思われる。いわゆる「インナーマッスル」力の低下が関係しているのかもしれない。

数週間から数ヵ月以上続く重い筋肉痛の謎

慣れない運動やスポーツをした翌日によくある筋肉痛。

前述したように、それは多くの人に経験があるだろう。しかし、その痛みは通常二、三日で快癒する。ところがこの新型コロナ後遺症によると思われる痛みは、数週間から数ヵ月以上続くのだ。

さらに、もういいかなと思い、散歩や買い物に行くと、その後翌日から数日間以上にわたり筋肉痛が続く。仕事を再開しても同様の痛みに襲われる。そうした訴えも複数重なっている。

これは、いったいどのような解釈ができるのだろう。

人の動きはいくつもの筋肉によって成り立っている。たとえば、動きを持続的にする筋肉に「赤筋《せっきん》※」がある。赤筋は、酸素をたくさん蓄えてエネルギーを多く作り出す筋肉で持続力に関わる。長時間の立ち仕事や、競歩、マラソンなどをされる方には非常に重要な下腿のヒラメ筋にも影響を及ぼしている。

赤い筋肉があれば、「白筋」もある。瞬発力が必要な運動に必要な筋肉だ。この白筋には、乳酸が溜まりやすく、そうなれば疲労感が強くなる。

コロナ後遺症で筋肉痛を訴える患者の症状から、いろいろと筋肉痛を引き起こす原因を探るが決め手にはたどり着けていない。

「痛い」とはなにか？

さらに、「痛い」「痛みがある」という患者の表現の内実は複雑だ。

一般にはひと言に「痛み」ということが通常なのだが、この「痛み」は医学上では三つのカテゴリーに分けられている。「侵害受容性疼痛」「神経障害性疼痛」「痛覚変調性疼痛※」である。新型コロナ後遺症の患者のみなさんの痛みは、「侵害受容性疼痛」「神経障害性疼痛」には当てはまらない。

となると、「痛覚変調性疼痛」が疑わしい。「痛覚変調性疼痛」とは、身体の痛みを発する脳の仕組み―脳中枢神経、あるいは痛みを感じるメカニズムに異常が起こることで発症するといわれている。「線維筋痛症※」はその代表である。「侵害受容性疼痛」「神経障害性疼痛」に続き、「痛み」に関する第三番目の分類になる。

この「痛覚変調性疼痛」の治療や快癒は、まだ研究も新しいことからなかなか険しい道といえる。ここにある程度の科学的な根拠が指し示され、医師たちに認知されることになると、これまで「原因不明」「心因性」といわれてきた症状の診断や治療が大きく進むことだろう。患者のみなさんが困るのは、その間医療による支援は少なく「痛み」の緩和もなされないことだ。

しかし、新型コロナの後遺症の痛みは、臨床上は幸いなことにある種の鎮痛剤が効果を発揮する。問題なのは、この痛みの緩和が全快へとつながらないことだ。再発、再燃することが多いという点が特徴で厄介なところでもある。

なお、この筋肉痛での高齢者の受診は少ない。高齢者の場合、前述したように加齢による骨格筋量と骨格筋力の低下を指すサルコペニアやフレイルとの自己診断で、受診には至らないのかもしれない。

この筋肉痛の快癒では、新型コロナ感染前から躁うつ・心身症などで心療内科にかかっていた人は治癒が困難で長引く傾向が見られた。心不全・不整脈、喘息など慢性閉塞性肺疾患（ＣＯＰＤ）も治癒は厳しい状態である。

このコロナ後遺症の患者が訴える「痛み」について、疼痛緩和研究の第一人者である順天堂大学医学部の井関雅子教授に書簡にて質問させていただいた。

現在、疼痛分類は

①侵害受容性疼痛
②神経障害性疼痛
③痛覚変調性疼痛

のいずれかに分類され、それぞれ機序（しくみ）や治療が異なる。コロナ後遺症患者たちの「痛み」を診断治療していく際に、この点の整理は必須である。また、実際のコロナ後遺症患者への投薬と効果についても、なんらかのヒントになるかもしれず、書き添えた。

井関雅子先生によれば、コロナを契機に筋肉痛などが発生し「侵害受容が関与した」のちに、痛覚過敏などの「痛覚変調性疼痛」へ変化していった可能性もある、との返信をいただいた。

一方、私が処方をした患者の多くが、「痛覚変調性」の痛みに効くとされる抗うつ剤や抗てんかん薬ではなく、ＮＳＡＩＤｓ（とくにボルタレンＳＲ）に効果が示されたことから、矛盾があること。さらに、別の概念として「中枢性感作」という症状にも言及いただいた。

「中枢性感作」は、線維筋痛、過敏性腸症候群、顎関節障害、偏頭痛及び緊張性頭痛などが含まれる。

また、整形外科医として日々「痛み専門医」として診療にあたっておられる田中整形外科（兵庫県神戸市）理事長・田中浩一医師にも往復書簡でご意見をいただいた。

田中先生もコロナ後遺症の痛みは「痛覚変調性疼痛」の可能性があり、今後の脳神経メカニズムの解明によって明らかになるだろうとの見解だった。そして、その際は痛みの機序により、また分類された病名が生まれるのではないかと推察されていた。

昨今では、腸脳相関と慢性疼痛も研究が進みつつあり、そこでもサイトカインや血管内皮細胞が関係していることがわかってきた。これらに関わる神経物質は、「患者の活動性を高めたり、安心や幸せといったことを感じられる環境の調整が必要」とのご意見も加筆されていた。

【処方】

NSAIDs（とくにボルタレンSR）

※赤筋……人の骨格筋は、大きく分けて速筋《そっきん》と遅筋《ちきん》があり、酸素を貯蔵するミオグロビンなどのタンパク質を含む量により赤く見えることから遅筋は赤筋、速筋は白筋と呼ばれる。

※痛覚変調性疼痛……二〇一六年国際疼痛学会により「nociplastic pain」が提唱され、二〇一七年に国際疼痛学会が公式に採用、二〇二一年に日本痛み関連学会連合が「痛覚変調性疼痛」と公表した。

※線維筋痛症……中高年の女性を中心に好発する全身の筋・骨格系を中心とする結合性組織の疼痛を主症状としてうつ状態や不眠・疲労感などに加え過敏性大腸症候群や膀胱炎様などの多彩な症状を呈する疾患である。

②嗅覚・味覚障害

二つのタイプ

この嗅覚《きゅうかく》・味覚障害は、二つのタイプが見られた。

一つは、新型コロナ感染の初期、早期に発症し、そのまま後遺症として続くタイプ。もう一つは感染した数週間後に続発し後遺症として続くタイプだ。

さらに、コロナ後遺症の嗅覚・味覚障害では、日にちの経過でその症状が変化することがある。味覚・嗅覚障害は同時に発症する人、片方だけの人があり、軽快もばらつくことがあるのも特徴だ。また、障害は時日の経過でその性状（味の種類、臭いの種類）が変遷することもある。

コロナ後遺症では、味覚は嗅覚より早く回復する傾向がある。嗅覚障害は長引く傾向があり、鼻腔内の嗅覚関与神経細胞障害も疑われる。

嗅覚障害

嗅覚障害には、嗅覚錯誤（Parosmia）や嗅覚幻想（Phantosmia）があり、嗅覚障害は以前のインフルエンザでも見られた。

嗅覚障害には、臭いを感じることができない無嗅症、匂いを正常に識別できなくなる異臭症、自分自身の臭いを強く感じたり（自臭症）、臭い物質はないのにその人にだけ感じてしまう幻臭症、昨今は柔軟剤など香料商品による反応から嗅覚過敏、化学物質過敏症がある。

コロナ後遺症で嗅覚障害を訴える人は、臭いを感じられないという無臭症であり、若年者二〇代・三〇代が多く、高齢者（六五歳以上）には少ない。

【処方】

漢方薬〈70 香蘇散〉＝味覚・嗅覚の障害の性状に変化が現れ改善してゆくことが多い。〈108 人参養栄湯〉＝嗅覚細胞の再生には嗅球の神経成長因子（ＮＧＦ）が関与しており、人参養栄湯はＮＧＦを増加させる。

味覚障害

コロナ後遺症の味覚障害は、症状に波はないか乏しいがその経過には変化がある。通常、味覚受容器障害ならば亜鉛欠乏を考え、亜鉛を服用することで改善する。ところがコロナ後遺症では、亜鉛では効果がなく無関係と考える。そこで、障害部位は舌そのものではなく味覚中枢（脳の視床下部にある）と推測された。

そこで、漢方薬〈70香蘇散〉を処方したところ、酸味から一～三ヵ月くらいで寛解に至った。自然治癒と期間の差は半分だった。

【処方】

漢方薬〈70 香蘇散〉、〈07 八味地黄丸〉

ポリフェノール

③倦怠感・脱力感・疲労感

世界の報告からも一番多い症状

疲労感の客観的適切な尺度はないことはないが、周りの人からは怠けているように映って辛いという負い目がある。コロナ後遺症における世界の報告において「倦怠感・脱力感・疲労感」は、一番多い症状である。

後遺症の経過は、感染後の月日で症状の発現が様々であり、個人差があった。

ひと口に「倦怠感・脱力感・疲労感」といえば、それは誰しもあることで、少し栄養をとったり休息をとれば治ると想像しがちだ。私も文字面《もじづら》で読めばそう受けとめただろう。しかし、診察室に来られた患者さんの訴えを少し慎重に伺うと、それは一様に深刻だった。

この訴えをする患者さんの多くがその「倦怠感・脱力感・疲労感」を次のように訴えた。

・なにをするにもおっくう、疲れやすい。
・仕事（肉体労働・デスクワーク）についていけない。
・無理すると夕方から翌日に増悪する。
・体力の持続力がない。
・入浴するのもおっくうになる。入浴すれば気持ちはいいのにと思うのに、どうにも面倒である。
・新型コロナ感染以後、快活だった主婦が買い物の後ぐったりする。
・散歩をしても翌日ぐったり、数日間続く。
・積極的なリハビリは疲労感が強く出る。

以上のような訴えは、やはりこのように文字にしても、なかなか伝わらないことを実感する。診察室でその疲れ切り、困惑しきったお顔や様子を見ると、それがどれくらい辛いものか想像ができる。

可視化できず、誰の目にも見えない症状。ある意味、痛みよりも厄介な状態かもしれない。当人ですら、その症状を持て余し、自分の精神的な頑張りでなんとか乗り越えようと焦ったりもする。これは、うつ病症状にも重なる点があり、楽なこと、楽しいことが養生であるが、それをすると周囲が誤解をしたり、当人も罪悪感を抱くなど快癒への道を遠くしてしまう。

まずは、診察室では、「楽観的な態度が必要」とアドバイスを告げるが、これは周囲、家族の理解と協力が欠かせない。また、うつ病などで以前から治療を受け、抗不安剤を服用していた人は治癒困難の傾向がある。

症状の経過には波がある。昨日よかったのに今日は悪い。半分くらいの五点に改善した後に、短期間で一〜二点に寛解する場合がままある。安心によって油断をすると四〜六点に再燃してしまう。それゆえ職場復帰したら、翌日から数週間後に再燃する場合もある。ここで大事なことは、コロナ後遺症の場合それはあり得ると、当人も周囲も理解することだ。

それゆえ、職場復帰は徐々にしたほうがよい。

【診断】

原因は自律神経の影響か、血管内皮細胞傷害か。筋痛性脳脊髄炎（ME）、慢性疲労症候群（CFS）との類似性を考える。後遺症との関連性は解明しておらず直接の関連因子も乏しい、究明は困難ながらも必要。

仮説として、過剰な活性酸素により、脳の中に神経炎症が起こった結果「神経変性類似」の変化による。サイトカインが関係か。自己抗体の悪影響の可能性がある。

肝由来の炎症関連物質「フェリチン」、DIC関連で「D-ダイマー」、T細胞由来の炎症性サイトカイン「IL-6」などの直接の関与については可能性は低い。

【処方】

漢方薬（いわゆる補剤）〈48 十全大補湯《じゅうぜんたいほとう》〉より弱っている人に。
〈41 補中益気湯《ほちゅうえっきとう》〉ある程度は体力のある人に。
〈108 人参養栄湯〉神経症的な人や女性に。

図表10 後遺症の経過例

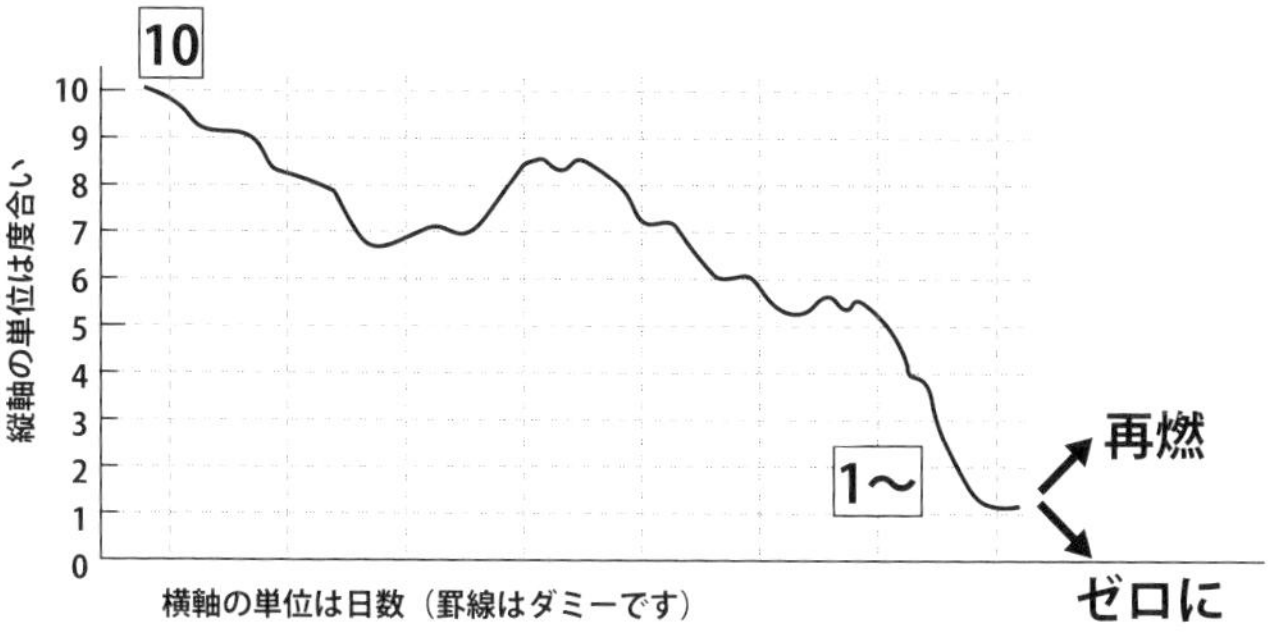

時にはリバウンドはある。薬の漸減服用で対処していく

④めまい・息切れ・動悸

これらの症状もコロナ発症以前には問題なく行っていた階段の昇り、小走りな動作で容易に起こる。患者の中には、ひどいときには、少し速く歩くだけでも起こると訴える人もいて、日常生活に影響があることを想像させる。

【処方】

漢方薬〈39 苓桂朮甘湯《りょうけいじゅつかんとう》〉

⑤ 夜間の喉の渇き

夜間の喉の渇きの訴えもよくある症状だ。これは睡眠の質にも関わるため、見逃せない訴えだ。就寝前は水分を摂ることを避けるよう指導されることもあるが、私は寝る前に五〇〇ミリリットルの水分摂取を推奨している。枕元に水を置いている人が多いようだが、まずは就寝前に十分な補給に効果があると考える。

理由は、深部体温を下げて眠りの質を向上させるためである。深部体温とは内臓の体温を指すが、その体温を下げることで睡眠の質をよくする効果が認められている。

一般的食養生としては、活性酸素除去剤・抗酸化成分を取り除く酵素ＳＯＤ（Super Oxide Dismutase）、ポリフェノール、ビタミンC、ビタミンEの摂取をすすめたい。手軽な飲み物としては、ルイボスティーに含まれるケルセチン（酵素）もよいだろう。

過剰な活性酸素を抑制するには

ミトコンドリアで発生する過剰な活性酸素が、細胞（膜）を傷害させることで、細胞の老化を進め、疲労を強く感じさせている可能性がある。脱毛も一つの老化現象と捉えると原因究明に結びつく仮説が立つのではないか。ここでも、植物中に存在する複数の化合物をフィットケミカルを取り込むことで、抗酸化力を高め、過剰な活性酸素を抑制するようにすることが大切だ。

⑥ 循環器の異変

元々、不整脈のある人は、心室性期外収縮（ＰＶＣ）、心房細動（ＡＦ）は、コロナ後遺症でも増悪する事が多いが、抗不整脈剤（リスモダン、サンリズムなど）で改善してゆく。

⑦ 脱 毛

脱毛は、コロナ後遺症の中で数少ない「見える」症状の一つだ。男女を問わず脱毛症状を起こす人がおられる。ヘヤーブラシで毛が（時にごっそり）抜けてしまうため、精神的な負担も大きい。少数ではあるが、男女共にみられた。通常は、脱毛が起こると亜鉛不足を疑うが、コロナの脱毛はそれには該当しない。

【処方】

漢方薬 〈紅参《こうじん》〉

〈108 人参養栄湯〉

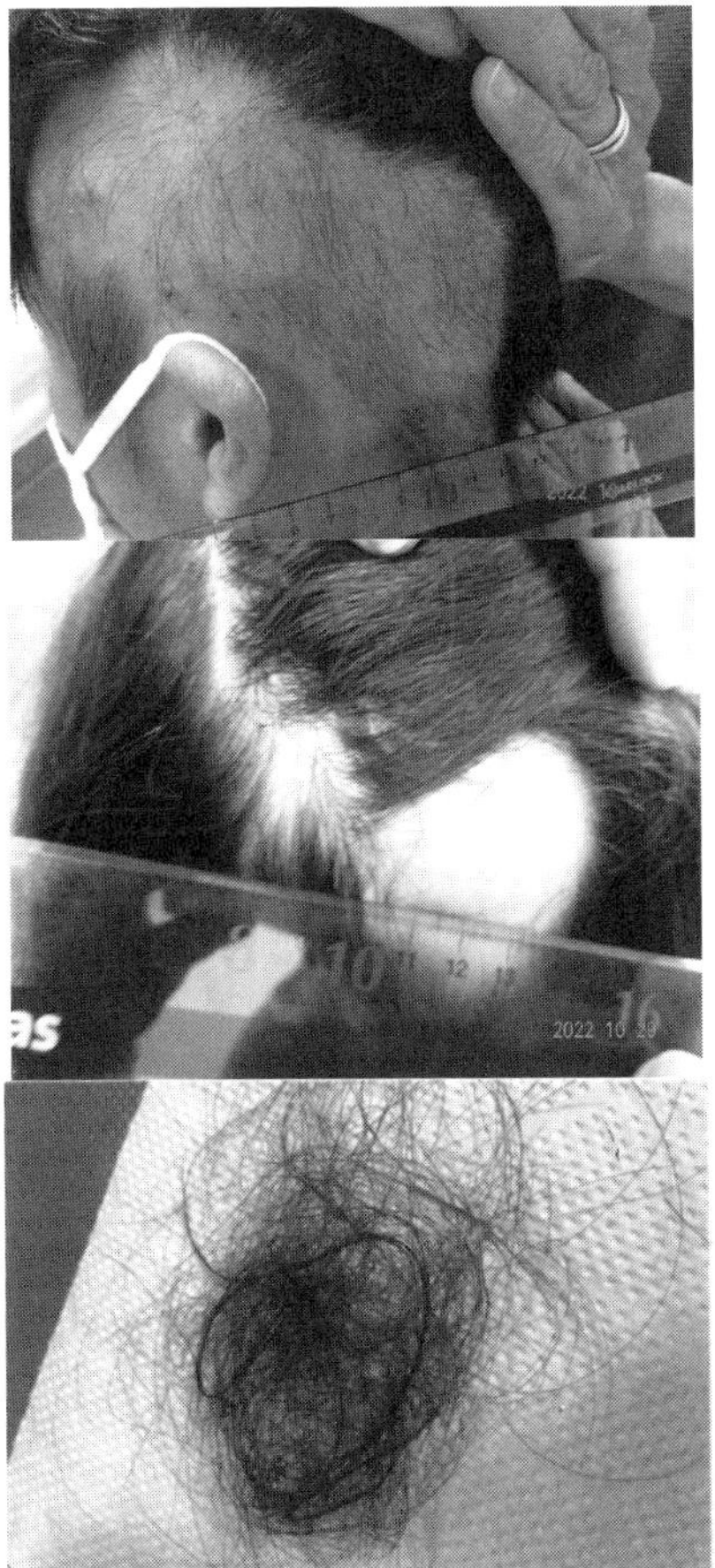

脱毛の症状。写真上から、10代前半男性（モヒカン状）、21歳女性（円形状）、41歳女性の抜け毛。

⑧不安・抑うつ

新型コロナ感染前より心療内科でうつ病や不安神経症などの疾患での治療をされている人は、新型コロナ感染によってそうした元の症状が増悪する場合が多いので、とくに注意が必要である。いったん増悪すると、その寛解には長い月日を要する場合が多い。当人もまた周囲の人たちも、この症状をよく理解をして、気長に温かく接することが快癒の道である。

また、コロナ感染以前は通常の社会生活、日常生活を送っており、なんら精神症状のなかった人が、感染後不安感や抑うつ症状に苦しむことがある。

そこで、初めて心療内科を受診されて、抗うつ薬や向精神薬を処方されていることが多い。そして、回復が望めず、どうにもおかしいとコロナ後遺症外来をあらためて受診されるケースが目立つ。そうしたコロナの後遺症の神経症状に対しては、抗うつ薬や向精神薬の処方は必ずしも妥当とは思われない。

心療内科の医師の中にはコロナ後遺症であると鑑別診断し、診察のみで同上の処方をされない見識の高い医師もおられる。心療内科医の精確な鑑識力が期待されるところである。

【処方】

漢方薬〈83 抑肝散加陳皮半夏《よくかんさんかちんぴはんげ》〉

⑨ 微熱・発熱

新型コロナ感染後、発症した人の多くは微熱から高熱まで発熱を経験する。二〇二二年の第七波では、感染から発症、発熱まで比較的短い間に発現することがあった。発熱はウイルスに対して防衛をしている証のようなものなので、通常はできるだけ水分を摂り安静にすることをすすめる。

しかし、新型コロナ感染発症では、とくに症状が重症化しやすい高齢者や慢性病の人を中心に、解熱作用のあるアセトアミノフェン、イブプロフェンが推奨された。服用は、微熱・発熱時の頓服的使用を推奨している。私はここでも漢方を処方しその経過を見守った。

【処方】

漢方薬　葛根湯・〈27麻黄湯〉ともに麻黄の主成分のエフェドリンには交感神経興奮、中枢興奮からの動悸、血圧上昇の出現可能性あり。就寝前の服用は不可である。

高齢者には〈127麻黄附子細辛湯《まおうぶしさいしんとう》〉

⑩ 咳・空咳

新型コロナ時に起こる咳《せき》もまた特徴がある。

CT撮影で、肺の様子を見ると異常な陰影は確認できないことが少なからずある。しかし、その場合も咳の症状に苦しむ人がいる。一方、中等度以下の異常な陰影が認められるのに咳の症状のないケースがある（図表11）。多くの咳（呼吸不全ではなく、咳を殆ど伴わないケース）の主因は、肺、気管支ではなく上気道（鼻腔、咽頭、喉頭）にあることがいえる。咳はさることながら周りの人も意識し嫌がる症状ゆえ、早期に改善させたい症状でもある。

咳に対処薬として、抗喘息剤（メジコンなど）を服用しても効果は乏しかった。同じく通常咳に用いる漢方薬（清肺湯、麦門冬湯《ばくもんどうとう》など）でも効果は乏しい。

【処方】

合剤の水薬（サリパラ、セネガ、キョウニン水、ライトゲンの合剤）は早期改善の効果あり。

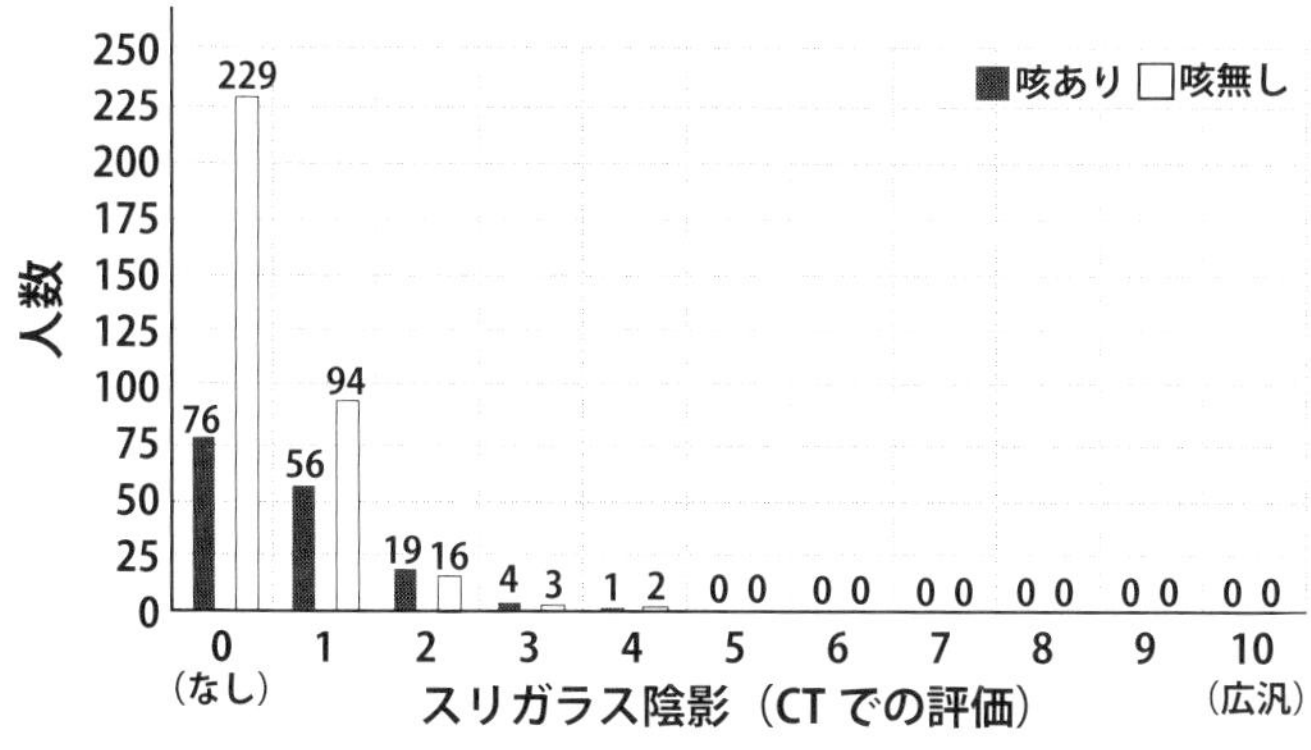

図表11 ＣＴ（肺）と咳との関連性
（自験例）

⑪ 自律神経失調症状

自律神経失調症とは、自律神経の中枢（脳）の過度な活動をいう。私たちは呼吸を意識的に一時止めることはできるが、胃の動きや心臓の動きを意識的に止めたりはできない。そうした私たちが生きていく上で身体を維持していく自然な動きや流れが、ある出来事やストレスによって狂うことによって起こる心身の不調を「自律神経が乱れている」「自律神経失調症」という。

これは、前述してきた活性酸素の増加も影響していると考えられる。様々なストレスで疲労を感じたとき、一過性であれば休息や養生で回復を見ることができる。しかし、そのストレスを取り除く環境がつくれないと、それは慢性的な状態になり「うつ病」を発症したりする。ストレスと聞くと、心理的であり心になにかが負担がかかる状態を想像する人が多いが、運動や楽しいことも過剰になれば身体にとってはストレスになりえる。

物質の過剰も不足も場合によってはストレスになり、季節によって変わる気温や気圧、湿度なども時にはストレスとなる。ましてや、今回のような未曾有のウイルスの出現では心身ともにストレスを受けることになる。

通常の暮らしを送ることが、すでにコロナ禍では難しく、通常と思っていることでもじつは忍耐したり、疲労を溜めていたり、不安な局面が多かったりしている。その点をよく頭において自身や家族、仕事仲間とも労《いたわ》り合うことが肝心である。

一つの対策として、就寝前三〇分～一時間前からはなにもしないこと。ひと時でもリラックスする。私たちの通常の寝付きは約一〇～二〇分であるから、新型コロナ流行時のような社会が緊急事態、異常事態の場合は、心持ち長めに就寝前の時間を確保すること。

また、新型コロナ感染発症の症状がある時期や、疲労を感じているときは、過度な運動や回復のためのリハビリも控えなければならない。症状が軽くなったときでも油断は禁物。再発、再燃する人は少なくない。

⑫ ブレインフォグ

ブレインフォグ（Brain Fog）とは、寝起きのぼんやり頭のような状態のことをいう。

私たちは睡眠中に深い眠りと浅い眠りを繰り返している。これは「ノンレム睡眠」と「レム睡眠」という。この深い眠りの「ノンレム睡眠」中に、なにか刺激を与えられると起きるが、そのときはなにかボーッとした感じである。寝不足のすっきりしない朝の起床時は、誰にも経験があるだろう。

お酒を嗜む人であれば、二日酔いのぼんやり頭とでもいうとわかりやすいかもしれない。そんな状態のときは当然ながら、記憶力・判断力・集中力・持続力・決断力の低下が見られ、すべてにおいて能率は悪い。知的仕事は到底できないのだ。

これが新型コロナ感染後に起こる。もっとも、ブレインフォグはＣＯＶＩＤ－19に限ったものではない。これまで、SARS（重症急性呼吸器症候群）、HIV（ヒト免疫不全ウイルス）、HCV（C型肝炎ウイルス）でもそれは起こっていた。脳脊髄液を検査すると、液中には無症状の人からは検出されない抗体が見られた。自分の体を攻撃する可能性のある抗体が活性化した所見が認められたのだ。

二〇二一年、米国カリフォルニア大学サンフランシスコ校（UCSF）の神経科医であるジョアンナ・ヘルムス（Joanna Hellmuth）によれば、ウイルスによって刺激された免疫系によって、意図しない病理学的機能によりブレインフォグが出現した可能性があると考察された。

また、同じく米国ジョンズ・ホプキンス大学の病理学研究者であるデビッド・ナウエン（David Nauen）は、解剖検査で脳の毛細血管に通常見られない巨核球と呼ばれる細胞の存在を発見している。

【処方】

漢方薬〈38 当帰《とうき》四逆《しぎゃく》加《か》呉茱萸《ごしゅゆ》生姜《しょうきょう》湯《とう》〉

⑬ 睡眠障害（変な夢）

コロナ後遺症の睡眠障害とは、寝付きが悪い、途中覚醒、変な夢を見る（ほとんど自身の経験・体験・見聞に関連するが、時空を超えたアンバランスな夢）といったことが挙げられる。

頭が冴えて寝付かれないのではなく、頭がぼんやりしていても寝付けない。コロナ感染以前には見たこともなかった怪奇な夢を見る。時間と空間を超えた、不一致で想像もしたことがない内容の夢である。悪夢や恐ろしい夢ではないところが特徴である。

この夢を見る人は、コロナ感染初期からずっとほぼ毎日見ているという。半年以上、人によっては、一年以上も続く。

麻酔薬（ケタミン）や、不眠症治療薬（ベルソムラ、スボレキサント）によって起こる情動脱力発作とも呼ばれるカタプレキシーとも異なる。カタプレキシーとは、喜怒哀楽、恐れや羞恥といった過度の感情の高ぶりによって、全身あるいは膝や腰、あご、まぶたなどの筋力が抜けてしまう発作である。

しかしコロナ後遺症では、この現象は睡眠中だけである。しかも起床時にはその夢の記憶はあまり残らない。悪夢であれば起床時でも鮮明に覚えているものであるが、コロナの変な夢は記憶に乏しいことが多いのだ。なお、明け方近くの夢は記憶に残りやすい。

それは、悪夢と関係が指摘されるレビー小体型認知症の幻視・幻覚とも異なる。多くの人にとって悪夢は日常生活に不安を生じさせやすいが、コロナの変な夢はそうでもない。

コロナ発症時にこの変な夢を見た場合は、恐れずにむしろ、今夜はどんな変な夢を見るのかなと余裕をもっていた方が精神的には気楽だ。

睡眠を巡っては、途中で目が覚めるという訴えも多く、睡眠が浅くなっている傾向がある。対策としては、日中の気分転換をはかれる行動を意識的にすることである。

コロナによる睡眠障害は、短期間の睡眠導入剤の服用を

睡眠・覚醒には、興奮の伝達や抑制に作用する脳内物質が関わっている。「神経ペプチド」と呼ばれる物質は通常脳内には微量しか存在しないといわれているが、コロナ発症によってそれらの産出になんらか影響があり、不眠と変な夢を見るのではないか。ブレインフォグとの相互関連にも注意が必要だ（六五ページ図表6）。

不眠と変な夢の症状の推移、改善の様子はほぼ並行しているが、ブレインフォグが軽快しても変な夢は比較的長く続く（二年以上続くケースもある）。

超短時間型の睡眠導入剤（ベンゾジアゼピン類―アモバン、ハルシオンなど）の服用は就寝時布団に入り二〇から三〇分、さらに一時間ぐらいで寝付かれないときは、決断して服用するように。

寝付きが悪く布団の中で一時間から数時間、時には明け方まで悶々としたりするのは時間の無駄であるし、寝不足で翌日に体調不良になるよりは服用して数時間寝て目覚めたときには頭が比較的すっきりしていたほうがベターである。

同剤服用では通常二〇〜三〇分後には睡眠状態になる。同剤には割れ目があるので半錠でいけるならば半錠にする。毎日服用するのではなく眠れると判断したら飲まず

に、またいずれは飲まずに眠れるようにとの意思と希望をもつこと。なぜなら、コロナ感染以前は、睡眠剤の服用歴のなかった人が、一時ベンゾジアゼピン剤を服用しても、習慣性、依存性になる可能性は、通常少ない。

なお、なぜか睡眠障害のメカニズムに関係があるためか、コロナの後遺症の不眠にはオレキシン受容体拮抗薬のベルソムラ、デエビゴの効果は乏しいと思われる。

『睡眠の科学』（講談社ブルーバックス）の著者であり、オレキシン（覚醒を維持する生理覚醒ペプチド）を発見されたのは、櫻井武（筑波大学）教授である。国際統合睡眠医科学研究機構副機構長も務め、我が国の睡眠研究の権威である。

櫻井先生にもコロナ後遺症による睡眠障害の仮説についてご意見を伺った。すると、「患者の脳脊髄液中のオレキシン濃度にヒントがあるのではないか」といったご教示をいただいた。たしかに、それは解明への一歩ではあるが、第一線の現場ではそうした調査の実施に躊躇しているところである。

前述したように、「変な夢」については、日本では二〇二一年一月初めに筆者が最初に取り上げたが、世界に於いてはアメリカ・ハーバード大学のディアドラ・バレット教授、ボストン大学医学部神経学のパトリック・マクナマラ准教授の報告、イギリスの研究では「コロナウイルス・パンデミック・ドリーム」と提唱があり、フランスのリヨン神経科学センターや、イタリアの研究者の報告など、少なくとも世界で五つの研究チームが取り上げている。

【処方】

寝付き悪い場合、超短時間作用睡眠薬は可。ハルシオン Triazolam、アモバン Zopiclon

漢方薬〈83 抑肝散加陳皮半夏〉

⑭そのほか

少ない数だが実際に患者さんが訴えている症状には次ページの表のようなものがある。

少数例の中にもなんらかの機序や治療の手がかりを探る視点をもつ必要がある。

（詳しくは一四八ページ参照）

デルタ株（500人）

胸部圧迫感	7人	右季肋部痛	1人
発汗	7人	意欲低下	1人
胸部異和感	5人	体が重い	1人
胃の不快感	5人	呼吸が浅い	1人
腰痛	5人	呼吸困難	1人
眠気	3人	腹痛	1人
イライラ	3人	軟便	1人
目の奥の痛み	3人	便秘	1人
蕁麻疹	3人	頻尿	1人
顎の痛み	2人	フワッとする	1人
鼻痛	2人	耳閉塞感	1人
運動すると呼吸困難	2人	左の眼に赤い線	1人
顔面紅潮	2人	四肢麻痺	1人
体力低下	2人	頸部のこわばり	1人
悪寒	2人	上肢のだるさ	1人
立ち眩み	2人	舌の腫れ	1人
体重増加	1人	口内炎	1人
鼻の奥の違和感	1人	皮膚炎	1人
舌の痛み	1人	フケ	1人
右手の震え	1人	左耳の後ろ痺れ感	1人

オミクロン株（500人）

目の奥の痛み	21	鼻違和感	1
便秘	14	舌の痛み	1
軟便	5	くしゃみ	1
鼻痛	5	左耳下の痛み	1
肩こり	4	呼吸困難	1
のどの奥の異和感	2	眠気	1
胸部違和感	2	顔の腫れ	1
皮膚症状	1	左の頸部に発疹	1
バランス崩す	1	難聴	1
鼻血	1	下半身低下	1
鼻水	1	呂律困難	1
耳の奥異和感	1	胃痛	1

図表 12　そのほかの症状（重複もあり）

〈コロナ後遺症の考察と疑問から〉

①自律神経失調との関連について

新型コロナは、すっかり社会に根を下ろしたかのような様相である。一時は延々と続くかに見えたテレビの報道もここのところ、下火にはなったが、マスクの習慣やアルコール消毒の設置ほか、新型コロナによって私たちの社会は有形無形に様変わりをした。そして、新型コロナ後遺症によると見られる人たちが、ある割合で発生し、いまもなお日常を取り戻すべく苦しんでおられる。

コロナ後遺症を巡るメカニズムは不詳のまま、世界各国で根治療法を求めて様々な仮説が検証されている。

臨床医の一人として、この間、日々診察室で患者のみなさんの声を聞きながら、考察を続けてきた。まず、患者の訴えから考えられるのは、自律神経失調との関連である。そして倦怠感・ブレインフォグは、睡眠障害と関連があるのではないか。倦怠感もブレインフォグも、ともに波があり軽快してゆくが、長引く傾向が重なる。

そして、個人差はあるものの、それは対症療法を続けるうちに、月日の経過で回復を見るのが大半だ。いわゆる「日にち薬」が功を奏すのだ。

しかし、前述したように自律神経失調だけでは解決しない症状もある。たとえば胸部痛・四肢痛がそれにあたる。それは、なにかに身体のある部分をぶつけたような、打ち身の痛みでなく、いわゆる筋肉痛の痛みなのだ。

すでに、「筋肉痛」の項で書いたように、通常私たちが慣れないスポーツをした翌日、四肢に重く強く身体がスムーズには動かない、素早く動いたり、階段を登ったりという普段できていることが痛みを伴ってできない、といった症状である。慣れないスポーツの後の筋肉痛は、通常二〜三日で解消するが、コロナ後遺症ではそれが数日どころか数週間、数ヵ月と続く異常さである。

②不思議な症状

こうした症状は、半世紀に近く感染症を診てきた経験からも、ないことである。それが多数の人たちに起こっていることは、まさに「不思議」な出来事であり、臨床医として新しい経験をしている。

そこで、この不思議な症状を、現状では次のように考察している。

①きわめて重要なのは、急性期から数日から数ヵ月後であっても、血管内皮細胞傷害を発現から継続することがある。

②諸症状から活性酸素の関与が疑われる。除去を心がけると回復に向かうことからも、その関与の可能性が高い。

また、次のような疑問をもっている。

③患者の波のある症状から、ウイルスの残骸の可能性はあるか？
④スパイクタンパクの関与があるか？
⑤ウイルスの移り変わりによって訴える症状や患者属性に違いはあるか？

現状は、ウイルス変異株により第七波〜第八波までできたが、今後の変異株の性状によってまたコロナ後遺症も多少は変質していくかもしれない。

③ なぜ？ コロナ後遺症再発・再燃

コロナ後遺症の再発、再燃について、一人の患者の例をお伝えしたい。

この患者の経験したことは、症状の違い、重度か軽度かなど異なる点はあっても、新型コロナ大流行によって、幾多の方々が同じような経験をされたことと思われる。

また、今後再び感染症による社会的パニックが起こらないとも限らない。医療や行政に従事する者は、この方の経験を忘れてはならないと思う。

患者の名をAさんとする。

重症病棟入院から三日で自宅待機

ラグビーで鍛えた心身をもつAさんが新型コロナに感染発症したのは、いまから二年ほど前のことだった。

コロナ発症以前、心臓に多少の疾患を認められたものの回復傾向で、そろそろ趣味のサーフィンやスキーを再開できそうだと希望のある日々を送っていた。元気な盛りのお子さんと身体を動かすことも楽しみな日々だった。

しかし、そんな何気ない日常が激変したのは、二〇二〇年一一月のことだった。

勤務先の上司とその家族がコロナを発症。その濃厚接触者であると、地域の保健所から電話が入った一一月一〇日には、すでにAさんは四〇度の高熱に苦しんでおり、激しい咳が止まらない状態だった。まだ、ワクチンも開発の途上であり、新型コロナに医師も手探りの頃のことだった。Aさんは当時の症状について、「器官からはヒューヒューと音がし、高熱と息苦しさがあった」ことを記憶されている。

保健所はAさんに基礎疾患があることや重症を思わせる症状から救急車を手配し、重症患者を受け入れる大学病院へ搬送指示をした。一一月一三日のことであった。すでに、発症から一週間ほどが経過していたAさんは、発熱のピークは過ぎていたものの、コロナ肺炎の所見が見られた。そのため重症病棟での経過観察の後、中等症病棟のある病院への移動が二週間ほどは必要とされていた。ところが、この頃から新型コロナによる重症中等症患者が急増。Aさんは移動予定の病院の病室の不足から、転院はかなわず三日で自宅待機となった。

新型コロナを巡る状況は混乱を極め、国内の病院、保健所の対応も態勢が整う以前のことで、まさに現場はパニック状態であったと思う。

後遺症患者の放置

自宅待機となったAさんは、激しい下痢に加え、嘔吐を伴うほどの頭痛に襲われた。高熱のあったときには、四肢の広汎に痛みを感じていたものが、退院後は局部的な強い痛みとなった。とくに左腕が痛み、中指は「経験のないばね指のような状態だった」という。

Aさんをさらに悩ませたのが、医療の混乱による後遺症患者の放置にも近い状況だった。心臓に疾患があり、コロナ肺炎を併発していたAさんは専門医の診察が必要であったにもかかわらず、それまで通っていた病院から「PCR検査マイナスを確認後二〇日間は診察はできない」と告げられたのだ。

このときは、新型コロナ感染で入院をした病院の医師の計らいで、同病院での診察を受けることができた。しかし、その後Aさんは「コロナ後遺症」を診察する病院を探し続けることになる。ネット情報で「コロナ後遺症を診る」とあっても、実際に訪ねても適確な診察はしてもらえず、一〇以上の医療機関を訪ねてもそれはかなわなかった。まさに、「新型コロナ後遺症」難民とも言える。

社会的なストレスが追い打ちをかけた

Aさんから私が経過も含めた長いメールをいただいたのは、二〇二一年六月のことだった。

コロナ発症から七ヵ月が経っていた。その間、Aさんの後遺症症状は深刻な事態に陥っていた。難治性の潰瘍性大腸炎、突然襲う立ちくらみや頭痛は、それが起こると数日から一週間ほど寝たきりになってしまう。症状にも波があり、生まれてから経験したことのないような体調不良はAさんの不安やストレスを増幅したと思われる。

潰瘍性大腸炎と診断されたAさんであったが、効果があるといわれる服薬でも改善の兆しは見られなかった。これは、ほかの症状でも同様のことが起きている。コロナ後遺症の治療が困難になる一つの要因がそこにある。

さらに、Aさんは発症当時勤めていた勤務先から、度重なる退職勧告を受けていた。

発症当初は、会社関係からの感染であったこともあり緩やかな話であったが、Aさんの症状から休職が長期間になることを想定した会社から、日を追うごとに強い退職勧告が続いた。原因不明の過酷な症状に不安を募らせていたAさんの症状に、こうした社会的なストレスが追い打ちをかけたと思われる。

医療者の本分「大丈夫、きっとよくなる」

その後、当院での診察治療によってAさんは体調の波はあるものの、少しずつ「よい日が増えているように思う」といわれる。ただ、長期にわたりAさんのように生命に関わる症状やそれに伴う不安が続けば、心身両面にダメージを受ける。とくに医学での解明が待たれるコロナ後遺症は、安心して治療や養生に専念できる環境を整えることが必須であるが、この時期それはかなわなかった。

頼れるはずの医療からも背を向けられていたAさんの不安を思うと、医療現場にいる者として心が痛む思いである。そんな痛恨の思いから、私は「大丈夫、きっとよくなる」とAさんに繰り返し申し上げている。そこにあるのは、科学的根拠ではなく私の意志である。Aさんが「よくなった」と思われるまで同伴するのが医療者の本分であるからだ。

たとえどんなに医学が発展しようとも、医師が患者を診ないのでは話にならない。本末転倒なことが新型コロナ流行では起こってしまった。一時の過ちであったとしても、見捨てられたに等しい患者にとっては、一生の不運である。

Aさんには、まだ幼いお子さんがおられる。いまだ走ることができないAさんは、そのお子さんが走り出したときに追いつくことができない。近隣で大きな火災があったときに、皆が異臭に騒いでも嗅覚障害によってその臭いに気がつくことができなかった。「家族の命を守れない」我が身を嘆いておられる。近頃では、ブレインフォグの影響か「蛇口を閉めようと思って行動すると、電気をつけていた」といった奇妙・不思議なことをしてしまうことも、心の負担になっている。

Aさんのような心身が丈夫であった方を、このような状態に追い込んでしまう「コロナ後遺症」を理解し、患者さんと伴走する熱意ある医療者たちが増えることを願う。

次頁に「コロナ後遺症」のそのほかのケースをいくつかご紹介しよう。

患者の症例

ケース１／59歳（イタリア人）・男性

日時	経過・治療
2021年3月1日	イタリアで感染か？発熱38℃
	日本へ入国
3月10日	PCR陽性
3月11日	大阪府内の総合病院入院
3月15日～4月9日	ICUでの治療を経て退院。イタリアへ帰国
6月17日～19日	入国　PCR(－) 総合病院にてPCR(－)
9月7日	当院初診 BP138/89　P96　体温36.2℃、倦怠感、息切れ・動悸、不安・抑うつ・全体筋性痛、咳、ブレインフォグ・フラッシュバック、不眠・変な夢：症状に波がある ルームエアーでSpO2　96％ RP.　48十全大補湯　38当帰四逆加呉茱萸生姜湯 ボルタレンSR 2C 咳3（セネガ、キョウニン水、ライトゲン……）
10月26日	体温36.3℃　不眠、変な夢続く。8月10日より波がある
11月13日	体性筋肉痛。7/10点
12月11日	ブレインフォグ続く。やや軽快で6/10点
2022年1月15日	ブレインフォグ・変な夢。6/10点
2月19日	ブレインフォグ・変な夢。5/10点 RP.　83抑肝散加陳皮半夏 2月末、1/10点に寛解する
3月19日	3月2日に3回目のワクチン接種→｛発熱38.0℃・咳・不眠・倦怠感｝増悪する。便秘 RP.　咳3 48十全大補湯 ボルタレンSR　2C　　ムコスタ　2T マグミット　1T　ビオスリー　1T　　ラックB　1T
4月16日	咳軽快化、ブレインフォグ続く。5/10点
5月14日	ブレインフォグ続くも4/10点
6月18日	ブレインフォグ続くも3/10点
7月9日	ほぼ軽快で2/10点。仕事に復職
8月7日	1/10点
9月3日	イタリアに帰国

ケース２／55歳（高校教員）・男性

日時	経過・治療
2021年2月1日	発症　PCR(+)　大阪府内の総合病院に入院
2月11日	退院 大阪市内の内科受診。漢方薬を処方されるが軽快せず
9月7日	当院初診 BP 168/93 CT(肺)NP 倦怠感・息切れ・動悸・不安・うつ、のどの渇き・ブレインフォグ・脱毛 labo.data:np（異常なし） RP.　48十全大補湯　＊ 14 38当帰四逆加呉茱萸生姜湯　＊ 14 54抑肝散　＊ 14
9月21日	倦怠感、息切れ、動悸。9/10点
10月19日	倦怠感続く、ブレインフォグ、息切れはやや軽快。7/10点
11月16日	上記症状の軽快化。4/10点
12月2日	上記症状の軽快化。3/10点。しかし体性筋肉痛出現 RP.　107牛車腎気丸　ボルタレンSR　ムコスタ
12月16日	筋肉痛続く。RP.同上
2022年1月20日	正月に腰背部痛にぶり返したが、1/10点に軽快
3月17日	再診。学校の行事の入試、卒業式などで過労。倦怠感、不安感+。6/10点 RP.　48十全大補湯　83抑肝散加陳皮半夏
4月5日	倦怠感、仕事の翌日しんどい。4/10点 41補中益気湯
5月10日	波がある。5/10点 RP.　48十全大補湯　83抑肝散加陳皮半夏
5月17日	同上症状続く。3/10点
6月4日	5月30日より調子悪い。4/10点 RP.　48十全大補湯　83抑肝散加陳皮半夏107牛車腎気丸
10月1日	軽快傾向
10月13日	治癒。再度復職

ケース３／36歳（中学校教員）・男性

日時	経過・治療
2021年7月10日	ワクチン1回目接種
7月31日	発症　kt=36.3℃　SpO2：97% 体温=37.9℃　倦怠感　頭痛　頸痛　左肘痛
8月1日	PCR陽性
8月31日	当院初診 CT(肺)NP 倦怠感　息切れ　ブレインフォグ　のどの渇き　不眠　変な夢、筋肉痛 RP. 48十全大補湯　54抑肝散　ボルタレンSR　ムコスタ 1ヵ月の休職の診断書発行
9月9日	上記症状続く
9月10日	不眠（寝つき悪い途中覚醒）、変な夢見る RP. 48十全大補湯　54抑肝散　ボルタレンSR　ムコスタ　上記に加え、38当帰四逆加呉茱萸生姜湯　アモバン錠 休業の診断書発行
9月21日	倦怠感やや軽快。ブレインフォグは続く。7/10点
10月12日	ブレインフォグは続くが他症状やや軽快。5/10点
11月9日	ブレインフォグ軽快傾向 RP.　38当帰四逆加呉茱萸生姜湯　41補中益気湯
12月18日	11月22日より復職。軽快度1/10点
2022年3月17日	再診。2月までは良かったが、3月に卒業式などで多忙になり過労でダウン。ブレインフォグ、頭痛など再発 RP.　38当帰四逆加呉茱萸生姜湯　41補中益気湯

ケース4／21歳（大学生）・男性

日時	経過・治療
2021年8月中旬	発症　PCR(+)　大阪府内の総合病院に入院
10月5日	退院
	大阪市内の内科受診。漢方薬を処方されるが軽快せず
10月7日	当院初診 BP 132/74　P68　SpO2:98%　kt=36.3 微熱、頭重感・判断力低下記憶力低下などのブレインフォグ、動悸 labo.data:np RP. 38当帰四逆加呉茱萸生姜湯　＊　14 27麻黄湯　＊　7
	約2週間で終診
2022年3月15日	再診。3月初めに2泊3日の国内旅行のあと倦怠感、ブレインフォグ。3月13日コロナ検査、陰性 RP. 38当帰四逆加呉茱萸生姜湯　27麻黄湯
4月23日	ブレインフォグ軽快化。3/10点
5月中旬	治癒

ケース5／43歳・女性

日時	経過・治療
2021年8月23日	発症。倦怠感
8月24日	PCR陽性
8月26日～9月3日	ホテル療養
9月3日～5日	大阪市内の病院に入院
10月頃より	倦怠感・脱力感、息切れ・動悸悪化
2022年1月4日	当院初診〈現病歴：橋本病〉 倦怠感・脱力感。息切れ・動悸。脱毛、夜間ののどの渇き。食欲不振 RP.　48十全大補湯　コウジン
2022年3月29日	再診。2月に下痢、腹痛、血便あったが抗生物質で3日ほどで治った。2月は調子よかったが3月に倦怠感、動悸など再燃。月経不順。脱毛が続く RP.　48十全大補湯　コウジン
5月末	寛解、治癒

※このように類似症状の持病のある人は寛解に長く期間を要したり、注意、鑑別を必要とする。

〈コロナ後遺症の発症仮説〉

① 活性酸素除去が治療本幹の可能性

コロナ後遺症発症のメカニズムは現時点で不詳である。

しかし、コロナウイルスについては、解明が進んだ。コロナウイルスはRNAが一本の鎖のようになっていて、それをタンパク質の殻で包んでいる。このコロナウイルスが人の細胞膜から侵入すると、ウイルスは自己の遺伝子をどんどん増殖し、私たちの細胞を自己破壊させる。その際、免疫細胞（白血球、マクロファージ、リンパ球）が動員される。

そこで、私も一つの仮説を立て診療にあたっている。

免疫細胞はサイトカインで情報伝達している。ウイルスはこれを転出させ、免疫細胞の伝達を混乱状態にさせる。すると免疫細胞は活性酸素を過剰に放出し人の正常細胞をも傷害する。活性酸素についてはは前述しているが、ほかの物質を簡単に酸化させたり、ガン細胞も死滅させたり、ウイルスを殺すほどの力をもつなかなかに厄介なものだ。

老化を促すといったこともいわれ、この活性酸素を取り込まない、取り込んだら除去するということがいわれている。過剰な活性酸素により人の体内の種々の細胞の正常な機能が損なわれると考えられるからだ。

そうしたことから、また診療室の患者の症状や回復の過程を診るにつけ、新型コロナウイルス感染においても、この過剰な活性酸素を除去するのが治療の本幹の可能性であると思われる。

② 血管内皮細胞傷害

新型コロナウイルス以前は、とりわけ日本人にとって著名なウイルスは、インフルエンザウイルスであった。ほかにもウイルスの感染症は複数あるが、その感染に至る仕組みはコロナ以前そう関心をもたれることはなかった。

いままでは、「感染」から「発症」に至るまでには、その感染した個体の免疫力などと関連があることを多くの人が学んだと思う。また、「不顕性感染」という、無症状の感染者がいることも知られるところとなった。そもそも、「感染」を導くのは、私たちの細胞表面にある「受容体※」である。「受容体」は細胞の外からやってくる様々なシグナルを受け取っている。その「受容体」とウイルスが特異的に結合して、私たちの身体にその侵入を導くことで「感染」に至る。これを「レセプター」ともいう。

新型コロナウイルス（ＳＡＲＳ−ＣｏＶ−２）は、血管内皮細胞にも発現するといわれる「ACE2受容体」に取り憑き、全身に血栓をつくりやすくする特性がある。小児例では急性期や後遺症として川崎病と類似の症状を呈することがある。

これが血栓だけではなく、全身のあちこちで様々な症状を引き起こす病因と考えるのである。そして、この血管内皮細胞の傷害※は、主に活性酸素の働きによって起こることがわかっている。それは、二つの理由からなる。

①活性酸素によって細胞膜が酸化してもろくなる。

②活性酸素により細胞の壊死（ネクローシス）や、細胞の自死（アポトーシス）が発生する。

従って後遺症の治療にはその活性酸素の除去に有効性がある。そのためには、以下の二点を意識しておきたい。

①SOD（Super Oxide Dismutase）フィットケミカル（一六三ページ参照）を中心に、ビタミンC、E、とりわけビタミンDは、心血管の酸化ストレスを軽減させ、血流を促進したり、傷ついた血管内皮細胞を修復して血管を保護する働きがあるため、

積極的に摂ること。

②腸内細菌叢（腸内フローラ）にあった生活習慣を身につける。乳酸菌、ビフィズス菌など製剤、漬物などの摂取。

※受容体（Receptor）……細胞外からやってくる様々なシグナル分子（神経伝達物質、ホルモン、種々の生理活性物質等）を選択的に受容するタンパク質で、細胞に存在する。ウイルスがヒトや動物に感染する際に、最初に結合する細胞表面の分子のこと。インフルエンザウイルスの受容体は特定の構造をもつ糖鎖からなる。

※血管内皮細胞の傷害……血管内皮細胞にはウイルスが侵入する鍵穴としてのACE2受容体がある。脳の血管にもある。ウイルスは血管の内皮細胞に入り込み増殖から残存（ウイルスのカスも含め）する。

血管内皮細胞の損傷は、IL—6などの炎症性サイトカインが関与しての過剰な活性酸素（がん細胞や細菌、ウイルスを死滅させたり、細胞や組織を傷害して動脈硬化を起こし有毒）のせいで起こる。

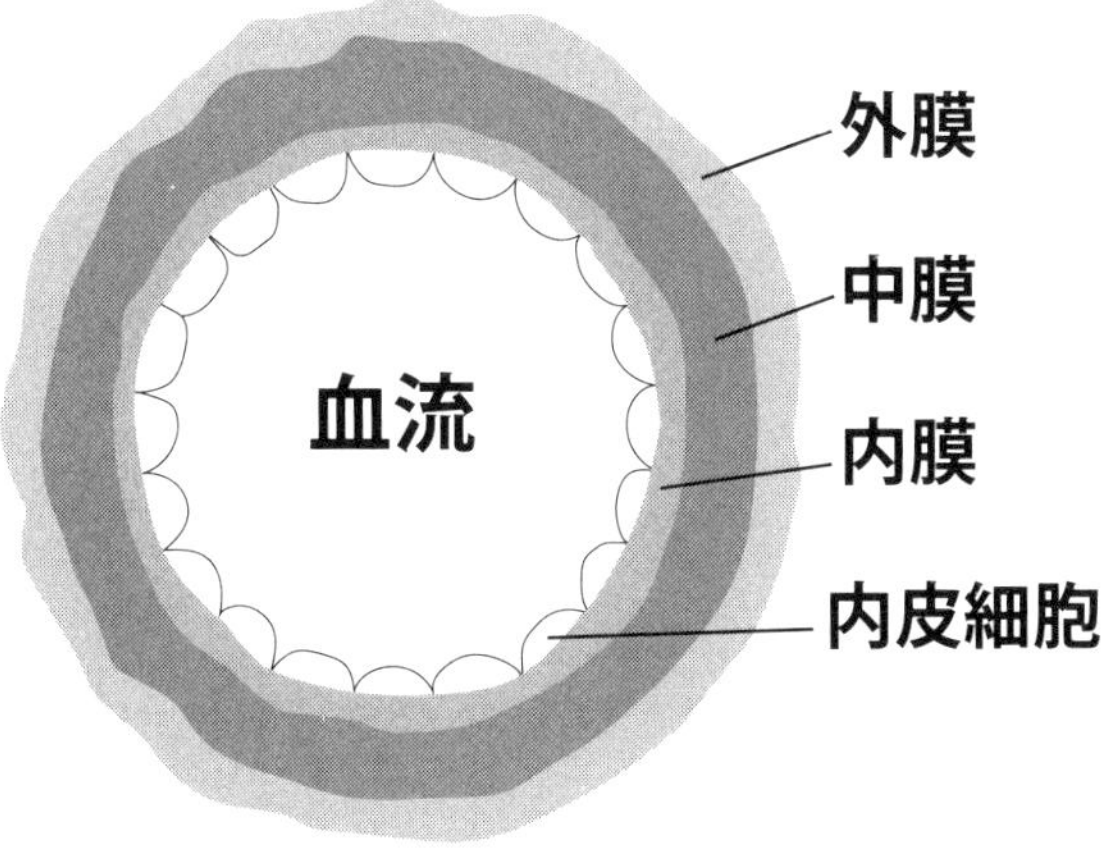
外膜
中膜
血流
内膜
内皮細胞

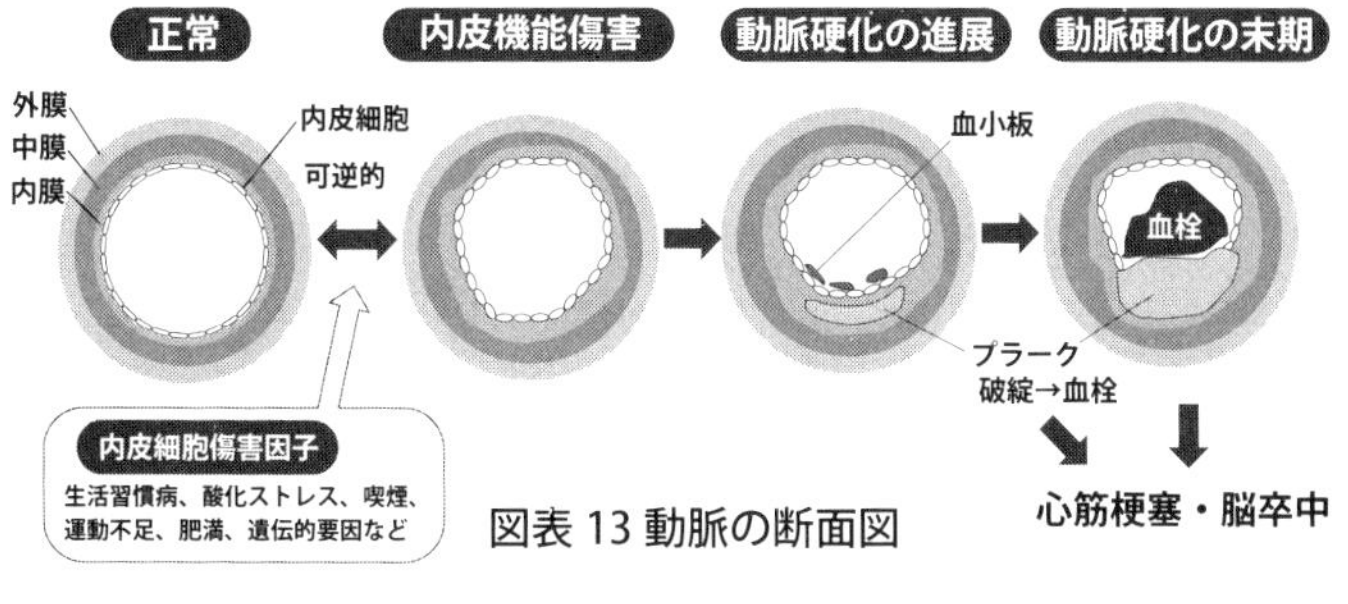
正常
内皮機能傷害
動脈硬化の進展
動脈硬化の末期
外膜
中膜
内膜
内皮細胞
可逆的
血小板
血栓
プラーク
破綻→血栓
内皮細胞傷害因子
生活習慣病、酸化ストレス、喫煙、
運動不足、肥満、遺伝的要因など
心筋梗塞・脳卒中

図表 13 動脈の断面図

③ 血栓ができる理由

なぜ、血栓ができるのだろうか。

炎症反応を促進する働きをもつタンパク質を「サイトカイン（cytokine）」という。免疫に関与し、細菌やウイルスが体に侵入した際に、それらを撃退して体を守る重要な働きをしている。血管内皮、マクロファージ、リンパ球など様々な細胞から産生され、疼痛や腫脹《しゅちょう》、発熱など、全身性あるいは局所的な炎症反応の原因となる。サイトカインは、血管の透過度をあげる一方、血管内皮細胞を傷害することから、血小板減少を生み、血液が凝固する血小板凝集となる。これらの過程が血栓が生まれやすくなる理由である。

もう一つの可能性は、ウイルスが血管内皮に侵入し、増殖し残存してしまっている可能性だ。そうして、血管内皮細胞を傷害し、血小板凝集から血栓を生む。また、自己抗体から抗リン脂質抗体（自己抗体）血栓を生むという可能性が考えられる。

炎症性サイトカインIL－6の発見者で免疫学の世界的権威の大阪大学免疫学フロンティア研究センターの岸本忠三特任教授に、二〇二二年四月に研究室で直接お伺いしたところ、それは血管内皮細胞傷害が主因ではないかとご教示いただきました。

④ レアな事象から真実を探索する

新型コロナの予後にも大きく関わる血栓の発症については、ある程度の医学的な可能性があり、またそのほかの科学的データをもって、仮説を立てることができる。

一方、そうしたこれまでの医学の定説やエビデンスをもって見たときに、一概には治療の手立てが浮かばないそのほかの症状（一二二ページ図表12）もある。

医学のなかで、有意度を決定するのは、統計的手法であるが、これでいえるのは平均的・標準的な事象である。重大な事実は、平均的・標準的な事象から外れた個人・個体に起こりがちであろう。今回の新型コロナ後遺症の診察で重要なのは、その多岐にわたるレアな事象の探索から、医学的・科学的な真実の究明が導かれる、という信念である。

そして、このコロナ後遺症においては、単に倦怠感があるといったことではなく、職場復帰が果たせない、通学や進路に影響があるといった社会復帰や生活のＱＯＬの低下をきたしている。社会的な労働問題になっているという点も医師としても見逃せない。

そう考えたとき、コロナ後遺症は多種多彩多様であるが、中でも社会復帰などを阻むその主たる症状に注目しなければならない。

患者たちは訴える。倦怠感、脱力感、ブレインフォグ（判断力や決断力、集中力、記憶力の低下）、不眠、筋肉痛を。

私は中でも、ブレインフォグ、不眠と随伴する「変な夢」に焦点を当て、その相関性を統計学的に評価した（六五ページ図表6参照）。ブレインフォグ、不眠、変な夢の寛解過程は必ずしも同時進行ではないが一定の方向性をもっている。

この点からもコロナ後遺症の病因を探る手がかりにもなるのではないかと考えている。しかし、この「変な夢」を見ているという現象は、医師が患者に尋ねなければ応答しないものである。

⑤ コロナ後遺症の経過に一定の法則

コロナ後遺症の経過に一定の法則が見られる。

①軽症・中等症・重症患者（呼吸不全分類）での違いはない。

②二、三週〜数週間後に発現し続く（続発症）。

③感染初期、早期にはなかった症状が二、三週間〜数週間後に発現し続く。

④症状の経過には波がある（昨日はよかったのに、今朝、今日は調子が悪い）。治療後、日にちの経過においても、直線的に寛解から治癒とはならない。病因が器質障害のみではない可能性がある。

⑤いったん寛解から治癒しかけたのに、以前のように仕事をし始めると再燃する。従って、復職の際は当初徐々に時間帯、仕事量を漸増してゆくことが必要。

⑥休養中は長い散歩、長時間の買い物もダメ。リハビリもダメ、徐々に漸増すべし。

⑦症状の寛解、治癒は症状別に違う。咳は通常の喘息の薬ではなく、水薬剤（サリパラ、セネガ、キョウニン水、ライトゲンの合剤）で比較的早く治癒しやすい。
⑧後遺症のまったくない人は半数以上となっている。感染初期から早期の自宅療養やホテル療養をきちんとした人は後遺症が少ない傾向。
⑨症状の治癒は早ければ一、二ヵ月、長引くと三ヵ月から半年、さらには少数であるが二年ほどかかる人もいる。しかし、いずれも治っていく。
⑩複数の症状の寛解・治療に至る期間は症状によりちがいと個人差がある。
⑪高齢者の受診は少ない。いわゆるサルコペニア（筋肉量減少、筋力低下）、フレイル（年のせい、脆弱）と混同しやすい。加齢現象と誤認しやすい面がある。就労世代は従来の仕事の遂行に支障があり、職場での理解困難な場合がある。
⑫対症療法として主に漢方薬、ＳＯＤ（活性酸素除去―フィットケミカル）を用いる。
【これらの法則を認識し、根気よく、油断せず、必ず治る気持ちを持ち闘病する事が肝要】

〈長引くコロナ後遺症の対応〉

①家族の対応

失言をしてしまったとき

新型コロナ後遺症の診察室での経験から、周囲の理解と協力が回復には必須であることがわかる。

後遺症の原因が不明ないま、当人は症状に加え、社会復帰への不安が強くなる傾向がある。これは、社会の正しい認知と理解が進まないことが主な原因と思われる。コロナ後遺症に限らず、科学的根拠がないことで社会の理解が進まないと、当人は理不尽な思いをするだけではなく、勤務先や通学先から不利益を受けることになり、挙げ句に親しい者からも思わぬ言葉を向けられたりする。

とくに、人々の目に映らない痛みや感覚は、説明をすればするほど、くどくどしく相手の時間を奪うことにもなりかねない。当人が気持ちを楽にもとうとする行為（テレビの鑑賞やゲームなど）も、時には詐病やサボりと思い込まれてしまう。それが、一時でもなく、また継続するばかりでもなく、波があるとしたら周囲もその対応に疲れて「言ってはいけない」と思う言葉もつい口をついて出てしまう。

これもまた致し方のないことである。しかし、患者当人の落胆と不安は相当なものであることを、あらためて心しないといけない。口から出てしまった言葉は、少し気持ちがおさまった後でも、訂正と詫びを入れることが必要だろう。家族同士だと、「言葉にしなくてもわかるだろう」と思い込んでしまっていることがある。ここは、親しき仲にも礼儀あり、ということで態度と言葉で示すことが支援者としてのルールだろう。

支援者の疲れと怒りの鎮め方

最近の脳科学でも、怒りや焦燥について脳内の動きからおすすめの対策がある。それは、深呼吸をすることだ。そんなことで、と思わずにまずは試していただきたい。日常の怒りは瞬間的な感情であり、そのピークは六秒間といわれている。この数秒に反射的に感情をぶつけてしまうか否かは、その後のお互いの消耗に関わるだろう。

相手は病人であり、困窮している人であることは理性ではわかっているのである。数秒を堪えることを覚えておけば、傷を深くせずにすむ。

深呼吸の根拠は、怒りと神経伝達物質の関係である。私たちは、怒りがこみ上げてくると、顔が紅潮したり、心臓の鼓動が早くなったり、体がわなわなと震えるなどの変化が生じる。

これは神経伝達物質であるノルアドレナリンが分泌されることによって引き起こされる。このノルアドレナリンによる興奮状態が体内を巡って様々な怒り症状が生まれる。これがひと巡りをして、落ち着くまでには六秒ほどかかるというのだ。二、三回深呼吸をくり返すと自律神経が整うため、自分をリラックスさせることが可能になり、冷静さを取り戻せるという仕組みである。

そして、その深呼吸は腹式呼吸で行うこと。背筋を伸ばし、鼻からゆっくり息を吸い込みへその下あたりに空気を溜めるように、深く吸い込むと効果的だ。吸い込んだ息はいったん止め、口からゆっくり怒りとともにすべて出し切るように、ゆっくり息を吐く。これは、怒りを鎮めるだけではなく、自律神経を整えるのに有効といわれているので、以後も身につけておくと役に立つだろう。

②職場での対応

ふたたび体調を崩すとき

コロナ後遺症の患者が就労しているとき、最大の問題は職場復帰へのタイミングだ。いくつもの症例から、いったん症状が治まったかに見えて、また倦怠感などの不調が出てしまう。これは、たとえば楽しみにしていた旅行や、順調にいっている仕事であっても身体の疲労となったときに、いつも以上に体調が崩れ日常に戻れなくなるような状態である。

こうした事態に力になれるのは、社内の諸先輩や上司の見守りである。コロナ後遺症は傷病の状態であるから社会的なルールや社内の決め事や事情にそって、対応をすることになるのだろう。

ただ、当人に職場復帰への焦りがあったり、仕事量への不安があったりした場合、どうしても早めの復帰を目指してしまいがちな傾向がある。その場合、医師は「焦りは禁物」と注意するしかないところがもどかしい。

ここは、その患者の勤務先の同僚であったり上司の立場から、フォローをしていただくことを願うものである。

症状が再燃するのは、少し早すぎる復帰と、早すぎる平常稼働である。

職場によっては、多数の感染発症者を抱え個別にはそう配慮もしきれない事情もあろうかと思うが、その場合も特別な一時期と考えて長期の視点で捉えるよう重ねて願うものである。

③学校での対応

子どもの心情と大人の事情

いま、日本の社会は学童、生徒、学生にとって安楽な状況とはいいがたい。医療現場、診察室に来られる子どもたちは、成長を急かされ、大人たちの眼鏡にかなうような育ちを求められ、疲労感を溜め込んでいるようにも思える。

各種データからも、日本の子どもたちの不登校や自死は増加のままを年々推移しており、見逃せない事態である。そこに、自然の猛威が世界中を席巻した。幸いにしてこのウイルスは、大人たちへの感染と発症、とりわけ高齢者の重症化をもたらし、感染症としては子どもたちへは最小の被害であったといえる。

ただ、長期的な問題としては、感染予防のためとはいえ、幼児時期の数年をマスク着用することや、保育従事者や、教職員らのマスク着用によって心身の発育面、健康面での懸念も聞かれる。

さらに、高学年、とりわけ進路決めに影響のある一発勝負の受験期の子どもたちが、コロナ感染したり、濃厚接触者として隔離待機となれば、様々な制約やことによると進路の変更までもが迫られる。コロナ後遺症は少ないながらも、中学生や高校生も見られるため、職場同様かそれ以上の配慮が必要だ。保護者や教員は、最優先されるべきは子どもたちの健康であり、子ども自らの力で育つ環境の整備である。けっして、近視眼的な大人の事情や思いで未来を閉ざさぬよう願いたい。

最後に後遺症の相談を受けている皆様（医師を含めて）に。親身になって仮病でもないしうつ病でもないことの認識が必要。

大阪府箕面市在住の高校生N君（一六歳）

令和三年八月に発症、自宅療養した。その後倦怠感ブレインフォグに悩まされ勉強が手につかず、休学が長く続いている状態であった。

令和三年一〇月一六日当院初診。治療開始。令和四年三月二九日には寛解に至った。

母親からの手紙（全文）を紹介する。

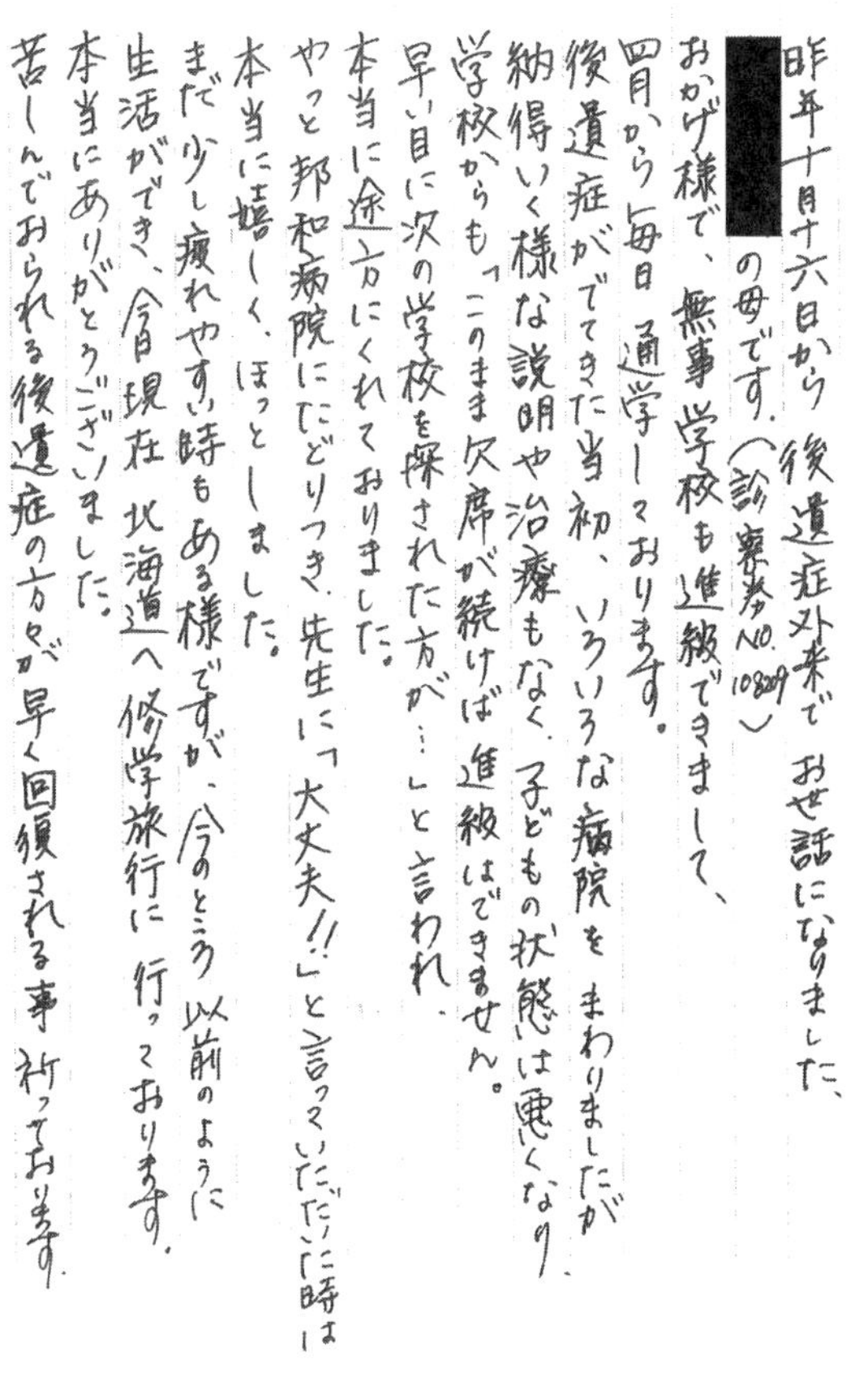
昨年十月十六日から 後遺症外来で お世話になりました。
[redacted]の母です。（診察券No.108209）
おかげ様で、無事学校も進級できまして、
四月から毎日 通学しております。
後遺症ができた当初、いろいろな病院を まわりましたが
納得いく様な説明や治療もなく、子どもの状態は悪くなり、
学校からも「このまま欠席が続けば進級はできません。
早い目に次の学校を探された方が…」と言われ、
本当に途方にくれておりました。
やっと邦和病院にたどりつき、先生に「大丈夫!!」と言っていただいた時は
本当に嬉しく、ほっとしました。
まだ少し疲れやすい時もある様ですが、今のところ以前のように
生活ができ、今日現在 北海道へ修学旅行に 行っております。
本当にありがとうございました。
苦しんでおられる後遺症の方々が早く回復される事 祈っております。

N君の母親からの手紙
（氏名は黒塗りとした）

歴史に残る出来事の中を生きるとき

世界的規模の社会事象としては、戦争や紛争がある。自然災害はどんなに大きくても地域のことであるが、新型コロナは戦争規模に、大規模な影響を与えることになっ

た。そんな歴史に残るような事態を受けたとき、いつの場合も子どもたちに犠牲を強いることになる。

しかし、幸いといってよいと思うが、今般は命の危険という点でいえば戦争や紛争とは比べものにならないくらいであった。今後問題なのはとくに心の安定である。

新型コロナの症状のメカニズムや後遺症の原因が未解明ながら、いくつかの仮説が出ており、それが神経系統やその炎症に関わりがあるともいわれている。なにごとも病においては心身の養生が大切であるが、この神経系統の症状にはストレスのかかること、刺激的なことは悪しき影響がある。

それは、大人も子どもも同様で、できるだけ避けておくことが賢明である。子どもには無理を強いない。頑張りや忍耐を求めず、この難局を大らかに過ごすことが最重要である。子ども時代の人生の遅れは心身の健康があれば、十分に取り戻すことができる。とはいえ保護者の心配は並々ならぬものがあると思うので、教職員は親子の間で指導を必要とするときである。調整やアドバイスが難しいときは、主治医などにも相談をして子どもの健康を守っていただきたいと願う。

フィットケミカルの豊富な食品

デザイナーフーズ・ピラミッド

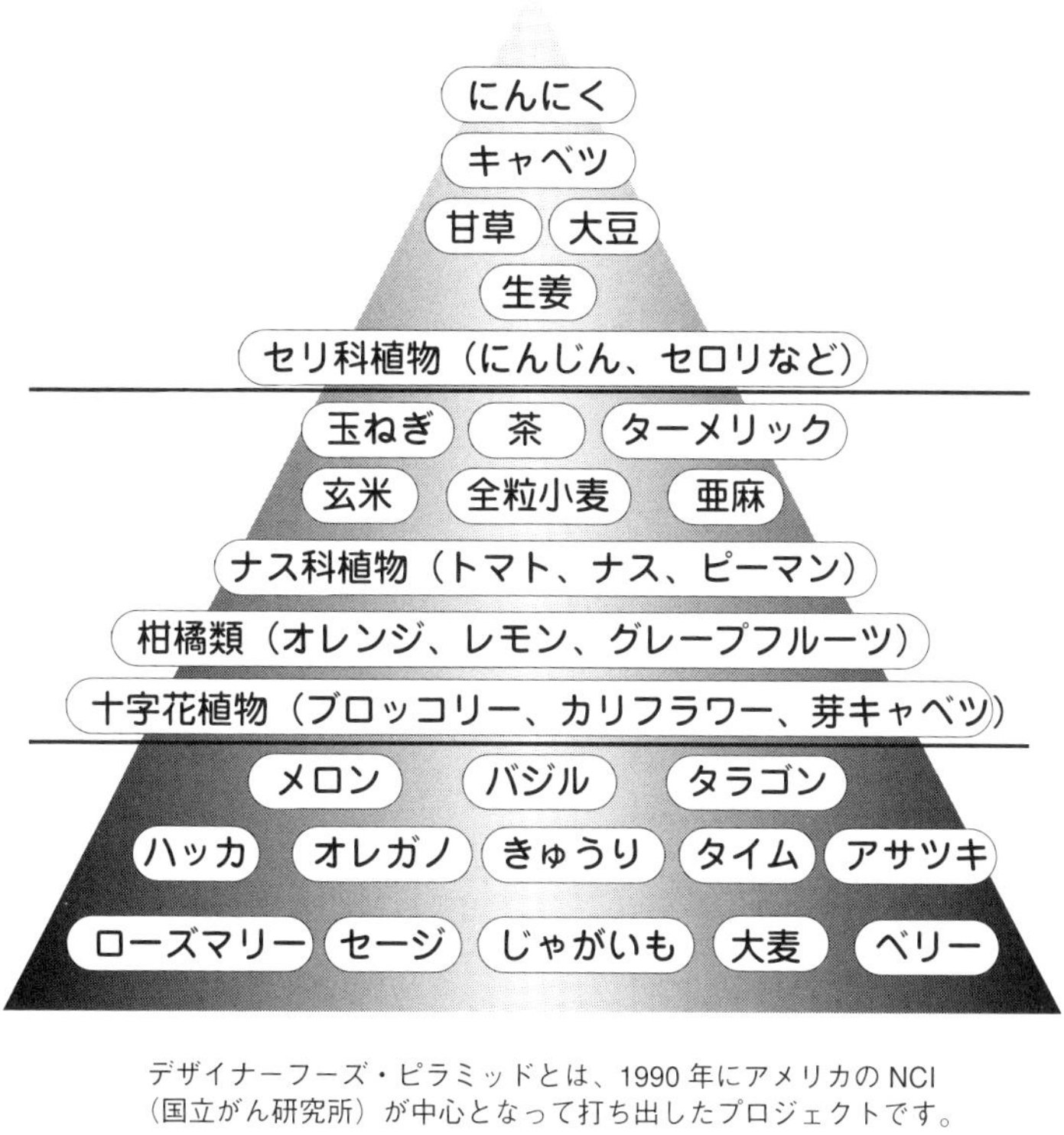

デザイナーフーズ・ピラミッドとは、1990年にアメリカのNCI（国立がん研究所）が中心となって打ち出したプロジェクトです。

第二章

COVID—19の教訓

——邦和病院の取り組みから

① 飛沫感染・エアロゾルの真実

混乱の後にわかったこと

二八ページポイント4の③ウイルスの感染様式の中で、「飛沫感染」はニュースなどでも話題になっていた。他者の唾はできれば浴びたくないものだ。しかし、通常飛沫は水分を含んでいるため重くてすぐ落下してしまう。しぶきなどを直接浴びなければ感染は成立しにくい。

そこで、飛沫の飛散距離の実験測定から、感染の可能性がある距離は二メートルとされ、「ソーシャル・ディスタンス※」という呼称とともに、一定の距離を保つことが推奨された。

また、飛沫などによって汚染された机やドアノブなどからの接触感染も生じるとされ、感染発症者が出たときには、アルコール消毒などが推奨された。しかし、COVID−19は、発症前の潜伏期（無症状期）にすでに感染力が高く、無症状の有病者からの感染リスクが大きいことが、のちのちわかってきた。

さらに、プラスチック・ステンレスの実験で、COVID−19は実験板の表面に七二時間、段ボールの表面では二四時間生存できるとされたため、各所で常時アルコール消毒剤を設置し実行することになった。

エアロゾルについて

飛沫の水分が蒸発し、ウイルスが飛沫核として空気中を漂う「エアロゾル」の粒子は五㎛（マイクロメートル）以下である。㎛とは普段聞き慣れない単位であるが、一㎛は一〇〇〇分の一㎜で、黄砂と同じくらい。ウイルスはさらに微細で、その一〇分の一、〇・一㎛である。

この極微細な粒子は、三時間程度はいわゆる感染力があり、空気中を浮遊し続けることが報告されている。

武漢で集団発生したSARS−CoV−2には、密閉された空間においてエアロゾル感染を示唆する報告もあるが、市中の流行への影響は明らかでない。

患者病室などの空間から培養可能なウイルスが検出された報告がある一方で、空気予防策なしに診療を行った医療従事者への二次感染がなかったとする報告もある。

麻疹などほかの感染症のように、エアロゾルで感染するという経路があるとは言いにくい。医療機関でエアロゾルの発生する特殊な環境以外では、一般的には感染の主因は、飛沫・接触感染とされる。

※ソーシャル・ディスタンス……「社会的距離」という意味から、距離をとることで社会的孤立を招く恐れがあること。また、社会的身分や地位、人種などを要因とする距離感を表すものとして使用されることがある。
ＷＨＯでは、「身体的、物理的距離の確保」とともに「人と人のつながりを保つ」ことを重視し「フィジカル・ディスタンシング」に言い換えるよう推奨しているが、ここでは日本の一般的呼称を採用する。

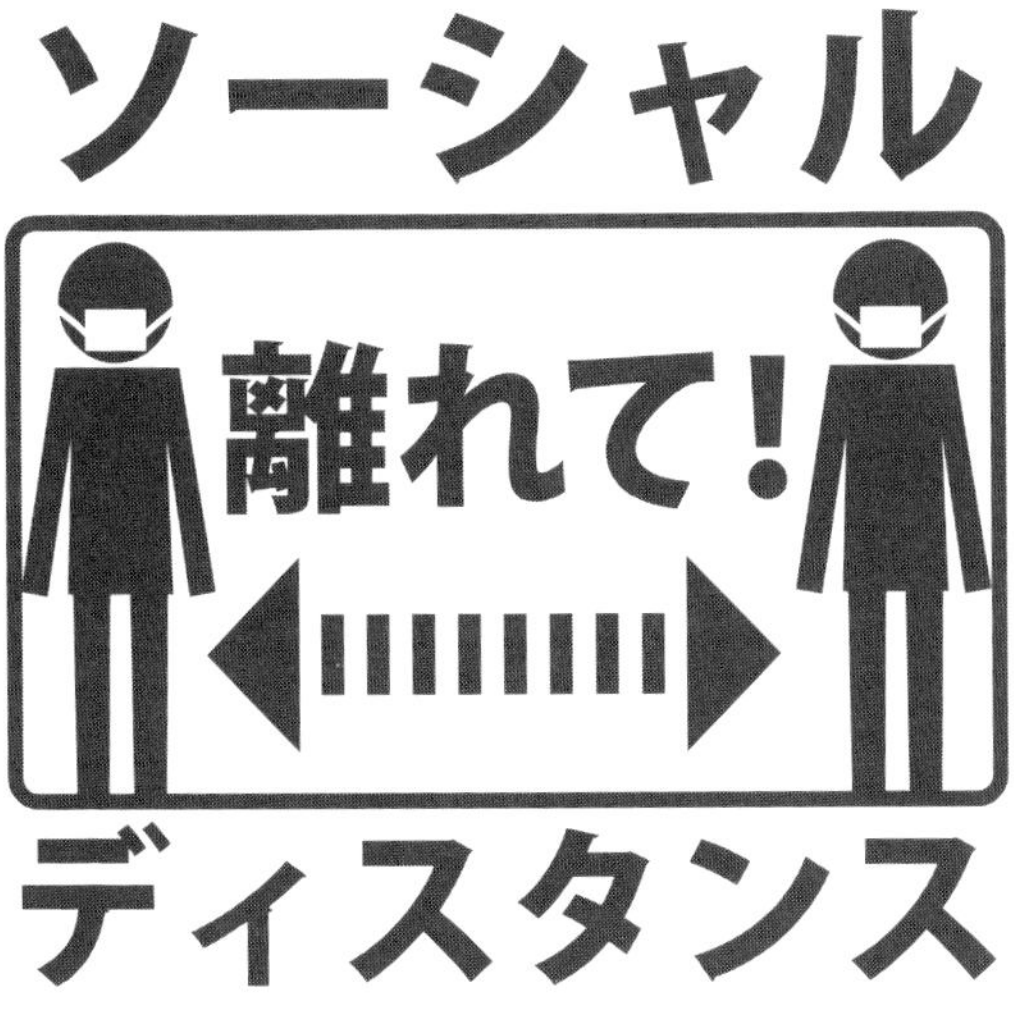
ソーシャル
離れて！
ディスタンス

②潜伏期間・感染はいつまで可能か？

潜伏期間について

潜伏期・感染可能期間については、ＷＨＯ（世界保健機関）がその潜伏期は一〜一四日間であり、曝露から五日程度で発症することが多い、としている。

感染力は、発症二日前から感染性があり、発症前の無症状の時期の感染力が強いのは、ＳＡＲＳやＭＥＲＳと異なる特徴である。血液、尿、便から感染性のある武漢で流行したＳＡＲＳ−ＣｏＶ−２が検出されることは稀である。一方で、症状が出ないと警戒されにくいという困った特徴があった。

またＳＡＲＳ−ＣｏＶ−２は、上気道と下気道で増殖、重症例ではウイルス量が多く、排泄期間も長い傾向にあった。

このＳＡＲＳ－ＣｏＶ－２は、発症から三～四週間して、病原体遺伝子が検出されることは珍しいことではない。しかし、病原体遺伝子が検出されたからといって、感染性があるとはいえない。そのうえで感染可能期間は、発症二日前から発症後七～一〇日程度とし、この間を「隔離期間」と考えた。

③症状の特徴

リスクキーワードは「年齢と併存疾患」

ＣＯＶＩＤ−19の世界的流行後、重症度リスクを高める要因がやがてわかってきた。重症度のリスクキーワードは、「年齢と併存疾患」である。いずれの疾病も高齢であることはリスキーではあるが、ＣＯＶＩＤ−19においては顕著といってよい状況であった。

そのため、高齢であり、糖尿病・呼吸器疾患（慢性閉塞性肺疾患ＣＯＰＤ）・心臓病・脳血管疾患・高血圧・肝臓・腎臓病などの慢性疾患があるときハイリスクと考え、こうした疾患に該当する人たちには注意を呼びかけていった。

血液凝固・線溶系の異常

実際に、COVID－19の病態生理として血液凝固・線溶系の異常が指摘されており、基礎疾患が悪化して、全身の血管に小さな血液のかたまり（微小血栓）が無数に生じるDIC（播種性血管内凝固症候群）や血栓・塞栓症（DVT・PE）による急変・突然死が報告されてきた。

私たちの体は、傷などができ血管が破れると血管の収縮が起こり、傷口を小さくする働きをもっている。その働きは、できるだけ体外に血液を出さないようにするためだ。しかし、この働きも、時に私たちにとって芳しくない状態をもたらすこともある。

傷口を小さくする働きが進むと、血液中にある血小板が傷口に集まり、止血に必要な因子（タンパク質の一つであるフォン・ヴィレブランド因子）を仲介して傷口と結合し、血小板による血栓《けっせん》をつくり、傷口をふさぐことになる。これを「一次止血（血小板血栓）」と呼ぶ。

都合が悪いのは、COVID－19の患者の中には、炎症により全身の血液凝固異常を示す方もおられ、血栓が生まれやすい状態になってしまうことだ。凝固血栓ができると生体は血栓を溶解し、血中にその分解産物であるD−ダイマーが増加する。

軽度の患者であれば一週間ほどで軽減するため、とくに高齢者で慢性疾患のある方は、この間十分な注意が必要である。

いったん、コロナの症状が治まったかに見えても、経過観察を怠ってはならないのだ。

④ 診断と検査

三つの検査

新型コロナウイルスは、医師や研究者にとっても、未知なるウイルスであったため、世界中の専門家の間でも当初混乱の様相を呈していた。一般の方たちにとっては、不明なことだらけ、マスコミやネット情報にも翻弄され、パニックを起こしたり、不安が高じたりしたのはやむを得ないことだったと思う。

まして、感染をしているかいないかで、社会的にも行動を制限される事態になれば、死活問題にもつながりかねない。そこで、迅速で正確な診断や検査が多くの人にとって必要なことだった。

混乱もやがて徐々に定まっていき、現在は次のような共通認識で医療機関では診断・検査がなされている。

1）核酸検査

この核酸検査とは遺伝子検査であり、一般には「ＰＣＲ検査（Polymerase Chain Reaction）」という呼称で、ニュースなどでも耳に馴染まれている。確定診断は、鼻や咽頭をぬぐって細胞を採取し、ウイルスのＲＮＡ遺伝子配列を増幅させて検出する。柄の長い綿棒を鼻の奥まで差し込む検査なので、痛みを伴う方もおられる手法だ。

発症から九日以内なら唾液も可能であり、混乱期には一部医療機関での保険診療による検査が行われていた。ウイルスは下気道まで達することが多く、痰を検体にしても検査は可能だった。

感染者との接触歴や肺炎の発症が疑われる場合、医師の判断で検査可能となり、陰性なら翌日、陽性なら二日後に少し遅れて結果が報告される。

しかしＰＣＲ検査が陽性だからといって、感染力大ではない。この場合検出されたときのCt値（Cycle threshold）を参考にする。検体のウイルス量が多いほど、増幅回数（Ct値）が少ないうちに陽性となり感染力も高いことを示す。逆にCt値が大きい陽性例ではウイルス量が少なく断片が検出されている可能性がある。

2）抗原検査

感染した細胞が特異的に産生する抗原を検知する（定性・定量）手法である。
発症二日目〜九日目の間に症状のある方に確定診断の方法として用いられている。
鼻咽頭ぬぐい液からその場で三〇分程度で判定できる抗原検査（迅速キット）もあり、市販品も量産された。

診断をつけるためには一定のウイルス量が必要で、PCR検査で陽性となった方でも無症状やウイルス量が少ない場合はスクリーニングには使えない。

定量検査では鼻咽頭ぬぐい液に加えて唾液からも専用の機器を用いて判断することもできる。後者では、機器のあるところまで運ばなければならないが、時間は三〇分と短時間でPCR検査との一致率も高いとされている。

3）抗体検査

感染していたかどうかを調べるために用いる検査。感染後一三日以降は九六・九パーセント、しかし、感染後九〜一二日では約五〇パーセントとなる。自費診療にはなるが、血液中のウイルスに対する抗体の有無を判定する迅速検査キット※が承認され、時間は一五分ほどで、特別の器械は不要で九五パーセントの精度がある。

各種抗体の陽転化が発症後二週間以降であるため、直接の診断には利用できないが、流行の影響度を判断するために疫学的調査での活用に期待されている。

ＣＯＶＩＤ－19を巡っては、以上の検査が用いられ、診断に利用された。

しかし、ＣＯＶＩＤ－19は回復後にもＰＣＲ検査の陽性が持続することが知られている。韓国では隔離解除後 にＰＣＲ再陽性となった二二六例の解析で、陽性となった期間は発症から平均四四・九日間、最長で八二日後までであった。

このとき、再陽性症例の濃厚接触者七九〇例に感染者はいないことから、感染性はないものと考えられる。また、異なる遺伝子型に再感染症例も報告されていることもあり、過去に感染したものと真の再感染との鑑別は困難である。

※迅速検査キット……迅速簡易検出法（イムノクロマト法）により血清中のウイルス特異的抗体を検出する。

COVID-19　PCR (Polymerase Chain Reaction) 検査

ウイルスから抽出した遺伝子を増幅して検出する検査

PCR反応で検出する際に陽性と判断した時の増幅サイクル数をCt 値という。

陽性判定にはこのCt値が用いられ、同じ陽性でもCt値の違いによって感染力が異なる。

検体のウイルスRNA量が多いほど、**増幅回数（Ct値）**が少ないうちに核酸検出は陽性となる。

Ct値が低いとウイルス量が多く、感染力も高い。Ct値が高いとウイルス量は少なく感染力も低い。

SARS-CoV-2　核酸検査

項目名	SARS-CoV-2 核酸検出	N 1	N 2	
	陽性（＋）	≦40 ≦40 ＊	≦40 ＊ ≦40	N1・N2遺伝子がどちらかがCt値40以下の場合、陽性と判定する
	陰性（－）	＊	＊	

＊：RNAが未検出の場合、Ct 値はない

遺伝子検査結果とウイルス量感染性の関連を **cycle threshold**：**Ct 値**から検討する。

Ct 値は標的遺伝子の陽性結果が得られるまでの遺伝子の**増幅のサイクル数**。Ctが30であれば30サイクルの増幅で陽性が得られたことになる。発症日前後では20前後でも日が経つにつれ増加する。

30を超えるような（ウイルスの遺伝子が少ない）場合、断片が検出されている可能性があり感染性の低下を示している。

遺伝子解析装置 AutoAmp（SHIMADZU）による PCR 検査レポート
（検体：鼻ぬぐい液）

PCR 陰性例

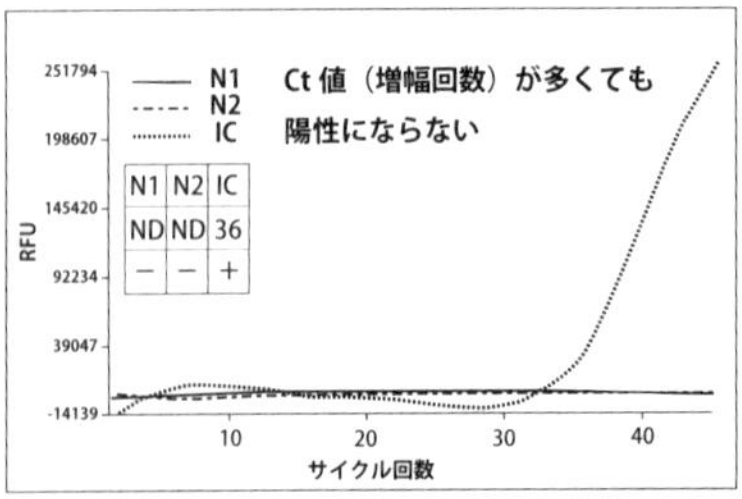

PCR 弱陽性例

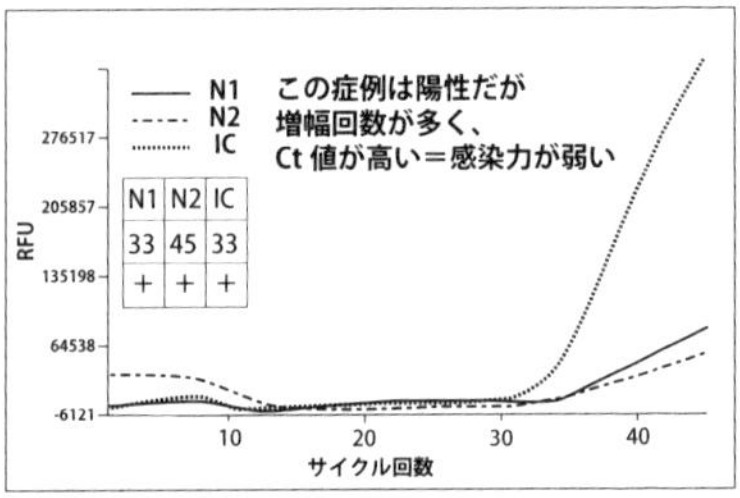

PCR 陽性例

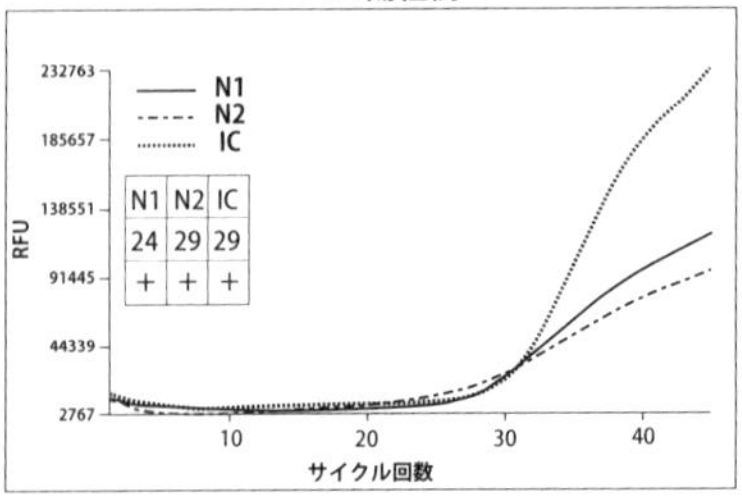

PCR 強陽性例

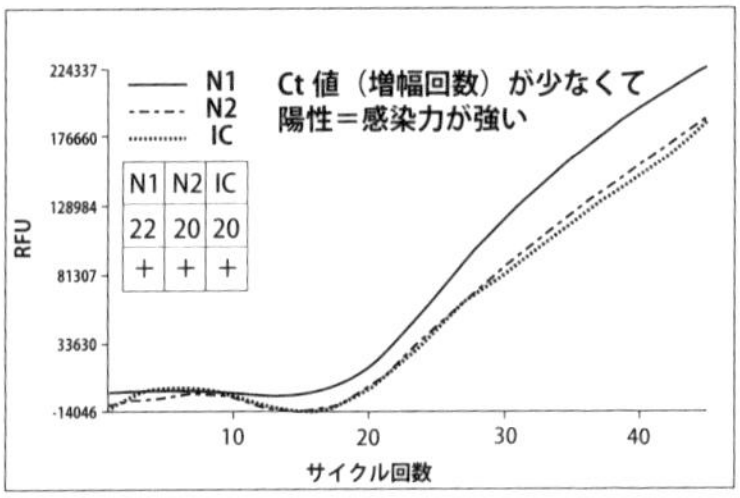

⑤治療

基本は対症療法

COVID-19の症状が出たときも、治療は一般の風邪症状のときと同じく対症療法となる。対症療法とは、根本治療ではなく患者の苦痛や困り事を一時的に取り除き、本来もっている人の治癒力を十分に発揮できるようにするものだ。

そのため、発症後、検査によって陰性陽性にかかわらず、症状が発現していれば、熱、咳を抑える治療が行われる。

肺炎や呼吸不全が起きた場合も、酸素投与、抗ウイルス剤やステロイドなどを処方し、患者の全身管理を行うのが基本となる。

一般には注視していないと耳に入る機会がない情報もたくさんあるだろう。

薬の適応については日本感染症学会などから指針が出ていて、たとえば、五〇歳以上で基礎疾患があるなど酸素投与の必要な患者や、年齢にはかかわらず呼吸状態が悪化傾向にある患者には、抗ウイルス薬を検討すべきといったことは、全国の医療機関に周知され実行されている。

⑥治療薬

手探りの中での処方

COVID−19に感染発症した後、できるだけ軽く早く回復したいというのは誰もが願うことである。診察している私たちも同様の思いを強くもっている。ウイルスには本来抗《あらが》う決定的な手立てはないが、回復を願い患者とともに格闘するのが医師の仕事だ。

今回新型といわれた未知のウイルスに抗するときに、治療薬の問題はいまだ手探りといえるだろう。とくに後述するコロナ後遺症との兼ね合いからも、投薬についてはは臨床医として研鑽していく必要を感じている。

次に、実際に私たちが医療現場で処方する薬についてふれておこう。

抗ウイルス薬・ステロイド剤などの投与については、二つの条件で検討される。
①酸素吸入・侵襲的人工呼吸器管理・体外式膜型人工肺（ＥＣＭＯ）を要する様な低酸素血症が見られた場合などに、薬物治療の開始を検討する。
②高齢者（およそ六〇歳以上）で、糖尿病・心血管疾患・慢性肺疾患・悪性腫瘍・喫煙による慢性閉塞性肺疾患・免疫抑制状態にある人は、重症化や死亡リスクが特に高いため、慎重な経過観察を行いながら開始時期について検討する。
一方、無症状や低酸素血症を伴わない軽症者では抗ウイルス薬、ステロイド剤などの治療を推奨せず、ＰＣＲなどによりＣＯＶＩＤ‒19の確定診断がついていない人にも適応されない。

〈症状による治療薬の使い分け〉

酸素投与を要する中等症以上の場合

抗ウイルス薬・ベクルリー（レムデシビル）＋抗炎症薬・デカドロン（デキサメタゾン）そのほか、抗凝固薬・サイトカインストーム対策・抗菌薬（二次感染予防も含む）・

栄養剤・漢方薬などを検討する。

酸素投与不要の軽症例の場合

無投薬または対症療法、そのほか、漢方薬などを検討する。

⑦ステロイドは効いたのか

1）ステロイド療法について

新型コロナウイルスの重症患者に対して、コルチコステロイド（デキサメタゾン）の投与※が推奨されている。

患者A　当院への入院直後から三九度を超える高熱を出し肺のレントゲン検査ですリガラス陰影と肺浸潤影の拡大が見られ、P／F比〈300の呼吸不全の状態であった患者。抗ウイルス剤・吸入ステロイド剤・デキサメタゾンの投与を行ったところ、急速に解熱、肺機能障害も改善を示した。

患者B　慢性肺疾患を持病に持つ、高熱の画像所見が急速に悪くなる呼吸不全にも、サイトカインストームが想定されたので、炎症をコントロールするためにデキサメタゾンを使用した。

病状が長期化し、肺の線維化が進みそうな場合にもステロイドは効果をしめす。但し、ステロイドの投与は免疫抑制・耐糖能障害（糖尿病・二次感染・消化管潰瘍など）合併症もあるので、軽症患者へのステロイドの投与は推奨されておらず、症例ごとに投与を考える必要がある。

2）マクロライドについて

マクロライド系抗生剤には、サイトカインの遊離を抑制したり、抗炎症作用や免疫調整作用・蛋白合成抑制作用など注目が集まっている。イベルメクチンもマクロライド系であり、生体内抗ウイルス作用との相乗効果も期待されている。

細菌の増殖を抑える作用があるため、抗菌薬以外の効果を狙う際に処方を検討する。重度の間質性肺炎や肺線維症を引き起こす、ＩＬ－６（炎症で高値）などの炎症性サイトカインの放出を抑制する効果がある。

しかし、抗生剤のアジスロマイシンの投与には、耐性菌の誘発や、最近のＣＯＶＩ

D―19の論文では治療的有意な差が認められないとする文献もあり、投与には一考の余地があろう。

また、ウイルスや細菌といった異物が体内に侵入するとつくられる免疫抗体の産生を促す作用（IgA）がある。海外の研究ではウイルスの侵入を防ぐ可能性を指摘されている。

新型インフルエンザの治療薬のアビガンや吸入ステロイドのクロロキンとの併用で大きな治療効果の報告もあったが、耐性菌の問題やイベルメクチン（マクロライド系）も有意差が無いとする類の報告がある。アビガンはその後否認。

3）インターフェロンについて

一九五七年、イギリスのウイルス学者アリック・アイザックスらが、ウイルス増殖を抑制する因子を発見した。

ウイルス干渉（interference）因子という意味で「インターフェロン」と命名された。

インターフェロンには、抗ウイルス作用、抗腫瘍作用、免疫調節作用、細胞分化誘導作用※がある。

医薬品としてはC型肝炎のほかいくつかの腫瘍などの治療に用いられている。α、β、γ、ωの四タイプがあり、臨床ではインターフェロンα・βをB型・C型慢性肝炎の抗ウイルス薬として使用している。

それぞれにC型慢性肝炎、B型慢性活動性肝炎などの改善薬として用いることがある。

※コルチコステロイド（デキサメタゾン）の投与……一日量六㎎のデキサメタゾン（デカドロン®）を経口投与。もしくは、五〇㎎のヒドロコルチゾン（ソル・コーテフ®）を七～一〇日間投与。間質性肺炎の改善（抗炎症作用）。肺の線維化を予防。

※細胞分化誘導作用……インターフェロン調節因子であるＩＲＦによる生態防御系の制御や細胞の発癌メカニズム、動物体内で病原体や腫瘍細胞などの侵入に反応して細胞が分泌するタンパク質ウイルス増殖の阻止や細胞増殖の抑制、免疫系および炎症の調節などの働きを示し、サイトカインの一種に含められる。

⑧漢方薬

西洋医学より古い歴史

漢方薬についてまず押さえておきたいのは、漢方薬の標的はウイルスそのものではなく、ウイルスを攻撃する生体防御機能を向上させる目的で処方されるという点である。

西洋医学の歴史に対して、いわゆる東洋医学はさらに古い歴史をもち、人々の経験に即したものである。医学は科学であるところから、科学的根拠を求めながら発展してきた。誰の目にも明らかで再現性のある検証をくり返しているのが西洋医学である。

東洋医学は経験の継承によるところがある。しかし、いま、目の前で苦しむ患者がそれによって回復を見たとき、処方を迷わず行いたいと思う。漢方薬に効果があるとすれば、背中合わせに副作用も表れることがある。その兼ね合いを図りつつ、回復の道をつけていくのが医師の仕事である。

私が漢方医学について学ぶとき、信頼をおくのが慶応大学医学部客員教授で修琴堂大塚医院院長の渡辺賢治先生である。渡辺先生の「漢方医学における感染症の考え方」は当院でも共有し実践させていただいている。

ウイルスの性質から、「いかに生体防御機能が早く働くかが重要なカギ」となるように、様々な漢方薬の特性を活かした処方を提案されている。

当院でも複数の患者の症状に併せ、処方をしていったところ回復を支え促す様子を確認することができた。

臨床経験から、感染はウイルスの増殖スピードと生体防御能の駆け引き！ということにつきると思う。重症化する前に本疾患の山場があるのだ。早め早めに適切な漢方治療が必要なのだと実感している。

次に、漢方で経過を見つつ、そのうえで改善徴候が見られなければ入院のタイミングを逃さないこと。

軽症者は自宅・ホテル療養でも、安静とともに生体防御反応をより早く働かせ、重症化を防いで回復させることが医療崩壊を防ぐ最も効率的な方法である。
そうしたことからも、感染症対策における漢方薬には重要な役割がある。
一方で、重症化した患者の治療を漢方で行うのは現実的ではない。
そこで貢献できるとすれば、①ハイリスク患者の感染予防、②軽症患者の重症化予防である。
漢方薬は桂枝《けいし》・桂皮《けいひ》・生姜などの抗炎症作用、麻黄の抗ウイルス作用・黄耆《おうぎ》の免疫力増加などそれぞれの薬効のある生薬の組み合わせであり、
例えば
葛根湯：麻黄・桂皮・生姜《しょうきょう》・葛根・大棗《たいそう》・芍薬・甘草
補中益気湯：黄耆・蒼朮《そうじゅつ》・人参・当帰・柴胡・大棗・陳皮・甘草・升麻・生姜など、
いろいろの生薬が配合されている。
次の項に、基本的な生薬の説明を少ししているので、参考にしていただきたく思う。

⑨漢方治療とコロナ

生体防御機能を増す対処

前述したように、漢方治療で最も重視するのはいわゆる「未病の治療」である。

中国の前漢時代（紀元前二〇二～紀元後八年）の末期にはすでに存在したとされる『黄帝内経』。それは古代伝説の皇帝「三皇五帝」の一人、黄帝という医学の神様の名で書き残された書といわれている。

古代中国医学では、「気」が身体の健康にとって非常に重要なキーワードであった。病気、元気、気持ち、気落ち、気分……と私たちの日常使う言葉にも「気」は溢れている。

この「気」とは、すなわち生体防御機能を差し、未病においてはこれを増す対処を重視した。生体防御機能を増すためには、日々の養生が大切。正しい食事・適度な運動・十分な休養を基本とした。これは現代でも、健康の基本として疑う者はいない。

それに加えて、漢方では徹底的に冷えを嫌う。冷たい飲食物を避け、適切な衣服で体を温める。生姜汁などもよい。暴飲暴食は最もよくない。胃腸が弱ると防御機能も弱るとされている。

これらも、西洋医学の観点からも否定されるものではない。

ちなみに、現場の第一線で感染リスクに曝露されている医師には免疫を高める生薬※を推奨したい。

軽症患者の重症化予防

ハイリスク患者の感染予防の意味合いから、感染兆候が少しでもあれば、ごく初期の症状を見逃さず、早めに服用したい漢方薬を図表14（一九八ページ）に示した。

ＣＯＶＩＤ-19は上咽頭のみならず、気道の奥深く肺胞に達するところで増殖し、症状が出てから一気に悪化するため、予防的効果がある。

注意！　漢方薬では効果のない場合

ＣＯＶＩＤ－19で発熱を認めた時点で、残念ながら葛根湯・麻黄湯では対応は不可能になる。ここからは、西洋医学処方の解熱などの投薬が有効である。また、漢方薬は中国独自の処方があり、日本にはない薬[※]もある。

漢方について

いろんな生薬があるが、ここでは代表的な生薬を挙げる。

基本的に漢方薬は複数の生薬の組み合わせで免疫機構に直接作用し、ウイルスが侵入しても身体に備わった抵抗力を発揮させる。ウイルスや微生物のタイプには関係なく柔軟に対応できる。

抗炎症作用：炎症を抑える作用。過剰になった炎症を鎮め、傷ついた組織の修復を促進する。Ｂ細胞の中和抗体の産生も促進。過剰免疫を抑制。

桂枝《けいし》或は桂皮《けいひ》＝シナモン

風邪薬・鎮痛鎮痙薬・解熱鎮痛消炎薬・動悸抑制・保健強壮・婦人薬、芳香兼胃薬

として食欲不振・消化不良

生姜《しょうきょう》　胃腸薬（辛味性健胃・矯味薬として生薬に使用）水毒による悪心嘔吐（鎮嘔）・下痢（止瀉）・咳などを除去（風邪薬）・鎮痛・鎮嘔

抗ウイルス作用：ウイルスが体内で増加しないように強い免疫力を付ける。

麻黄《まおう》　抗ウイルス作用・コロナウイルスの増殖を抑制する。（副作用）偽アルドステロン症・ミオパチー・発疹・発赤・掻痒・不眠・発汗過多・頻脈・動悸。全身脱力感・精神興奮・食欲不振・胃不快感・悪心嘔吐・肝機能障害・排尿障害。

黄耆《おうぎ》　免疫増進作用。気虚を改善、五臓の働きを高め、体表の防御力を高め水を除く体力の疲弊・浮腫・関節水腫・発汗異常などを改善する生薬。

コロナ対策として症状・体質・体型などを考慮し、これらの生薬を組み合わせて処方される。

葛根湯（葛根・大棗・麻黄・甘草・桂皮・芍薬・生姜）

小青竜湯（麻黄・桂皮・乾姜・半夏・細辛・甘草・芍薬・五味子）
補中益気湯（黄耆・蒼朮・人参・当帰・柴胡・大棗・陳皮・甘草・升麻・生姜）
十全大補湯（黄耆・桂皮・地黄・芍薬・蒼朮・川芎・当帰・人参・茯苓・甘草）
※免疫を高める生薬……現場の第一線で感染リスクに曝露されている医師には補中益気湯他（食薬区分…薬用人参・霊芝・冬虫夏草・板藍根などは免疫を高める生薬）をすすめる。

図表14-1 治療に用いる漢方薬

	薬剤名	効能・効果
高齢者などハイリスク患者の感染予防	十全大補湯	免疫能・貧血・食欲・疲労倦怠を改善
	補中益気湯	免疫調節作用：NK細胞（※）活性化・サイトカイン産生増
	人参養栄湯	
	四君子湯	胃腸の弱りに
	六君子湯（リックンシトウ）	胃腸の弱りに
	茯苓飲（ブクリョウイン）	
発熱～微熱 軽症者の重症化予防	葛根湯	
	麻黄湯	
	麻黄附子細辛湯 （マオウブシサイシントウ） ※熱産生が弱い高齢者向け	

漢方薬は桂枝・桂皮・生姜などの抗炎症作用、麻黄の抗ウイルス作用・黄耆の免疫力増加など
それぞれの薬効のある生薬の組み合わせであり、
例えば 葛根湯（麻黄・桂皮・生姜・葛根・大棗・芍薬・甘草）
補中益気湯（黄耆・蒼朮・人参・当帰・柴胡・大棗・陳皮・甘草・升麻・生姜）
などいろいろの生薬が配合されています。
次の項に、基本的な生薬の説明を少ししていますので、参考にしていただきたく思います。

※NK細胞（natural killer cell）……自然免疫の主要因子として働く細胞障害性リンパ球、腫瘍細胞やウイルス感染細胞の拒絶に重要。

図表 14–2

十全大補湯（黄耆・桂皮・地黄・芍薬・蒼朮・川芎・当帰・人参・茯苓・甘草）
インターフェロンαを産生するために重要なIRF-7の発現が上昇し、感染が起きたときには、すぐに産生できる準備状態をつくることができる。
〈効能・効果〉免疫能・貧血・食欲・疲労倦怠を改善
補中益気湯（黄耆・蒼朮・人参・当帰・柴胡・大棗・陳皮・甘草・升麻・生姜）
複合生薬ゆえ様々な作用機序を有する。インターフェロンα産生の準備状態をつくり、ウイルス粒子に結合して複合体を形成し、細胞への侵入を抑制する。細胞内ストレス応答の役割を持つオートファジー（自己消化）の誘導を促進し、インフルエンザ感染によるオートファジー機能不全を軽減。感染により破綻した解糖系—ミトコンドリア間の細胞内エネルギー代謝の恒常性を改善する作用を有する。感染前に投与することでこれらの機序により感染の重症化を防ぐ。
〈効能・効果〉免疫調節作用：NK細胞（※）活性化・サイトカイン産生増

蒼朮：神経成長因子（NGF）増加
桂枝・桂皮：抗炎症作用
生姜：抗炎症作用
麻黄湯（杏仁・麻黄・桂皮・甘草）……抗ウイルス作用

人参養栄湯（地黄・当帰・白朮・茯苓・人参・桂皮・遠志・芍薬・陳皮・黄耆・甘草・五味子）
　　神経成長因子（NGF）増加・神経突起進展作用
　　嗅覚味覚障害・胃腸障害・虚弱体質・体力低下
芍薬：中枢神経記憶障害改善・NGF増加
甘草：グリチルリチン：IL-12　刺激
　　活性酸素を除去・抗酸化作用・抗炎症作用・抗アレルギー作用
　　副腎皮質Hm増強・エストロゲン作用など

葛根湯（葛根・大棗・麻黄・甘草・桂皮・芍薬・生姜）
　　IL-1抑制・IL-12産生し過剰炎症を抑制
加味帰脾湯（黄耆・柴胡・酸棗仁・蒼朮〈NGF増加〉・人参・茯苓・遠志・山梔子・大棗・当帰・甘草・生姜・木香・竜眼肉）
四君子湯（蒼朮・茯苓・人参・甘草・生姜・大棗）
六君子湯（蒼朮・人参・半夏・茯苓・大棗・陳皮・甘草・生姜）
茯苓飲（茯苓・蒼朮・人参・陳皮・枳実・生姜）
麻黄附子細辛湯（麻黄・細辛・附子）

図表15　邦和病院（大阪府堺市）での実際の治療薬・治療方法

種類	薬剤名	使用量・使用期間
抗ウイルス薬	レムデシビル(ベクルリー®)	初日200mg　翌日から100mg　5～10日間
ステロイド	デキサメタゾン（デカドロン®）	6.6mg（2ml）側管より静注　10日間
	経口	錠剤0.5mg　10錠：朝　10日間
	PPI（プロトンポンプ阻害薬）タケプロン	15mg　1錠：朝　10日間
吸入ステロイド	レルベア®・オルベスコ®	
抗凝固薬	ヘパリン	5000単位～10000単位／生食500ml／24時間
	フサン注	50mg～100mg／5%ブドウ糖500ml／24時間
	DIC対策・血栓予防など	
	SIRSに伴う急性肺障害の改善：エラスポール®の可能性？（症例による）	
免疫抑制剤（ヤヌスキナーゼ阻害薬）	バリシチニブ（オルミエント®）	4mg　1錠／日
抗生剤	マクロライド系薬（クラリス®）	200mg　2錠分2　　7日間
	〃　　（ジスロマック®）	250mg　2錠分1　　3日間
	細菌感染徴候に合わせて使用するが耐性菌注意	
漢方薬	補中益気湯・十全大補湯・麦門冬湯・麻黄湯など	3包／日
	※嗅覚・味覚障害には、人参養栄湯（108）、コウジン、八味地黄丸（7）香蘇散（70）	
	十全大補湯・補中益気湯	
栄養補給・末梢静脈栄養	エネフリード®	550ml・1100ml
中心整脈栄養	高カロリー輸液	
経鼻経管栄養・経腸栄養剤等		
CHDF,ECMO		

⑩ 高齢者、基礎疾患をもつ人たち

急変への備えは「qSOFAスコア」で

COVID-19に感染発症して重症化してしまう方は残念ながら、一定数おられる。その特徴を世界に目を向けて確認しておこう。図表16（二〇四ページ）は中国からの報告だ。これらの報告によれば、八〇歳以上で一四・八パーセント、七〇～七九歳で八パーセントと高齢者で死亡率が高くなり、基礎疾患※（心血管疾患、糖尿病、慢性呼吸器疾患、高血圧、癌を有する患者）でも死亡率は上昇する。

また、血液の凝固因子（D-ダイマー※）や乳酸脱水素酵素※（LDH）数値が高い場合かなり重篤と見て治療が必要であるが、残念ながら生存率は低くなる。重症化、ARDS（急性呼吸窮迫症候群）、死亡に至りやすいのは、ほかに縦隔気腫の出現があった場合である。

重症患者・高齢者・リスクのある患者は、急変に注意が必要のため「qSOFAスコア」で点数を用いた共通の認識で備えている。

※基礎疾患……基礎疾患のある人の重症化率は、心血管疾患一〇・五パーセント、糖尿病七・三パーセント、慢性呼吸器疾患六・三パーセント、高血圧六・〇パーセント、癌五・六パーセント。

※乳酸脱水素酵素（LDH）……糖を分解してエネルギーをつくる解糖系に関わる酵素。細胞内に存在し、細胞が壊れると血清に逸脱酵素として現れる。広く分布し肝・腎・心筋・骨格筋・赤血球・癌細胞に多く含まれる。
　ほぼ同じ活性をもちながら、タンパク質分子として異なるアミノ酸配列をもつ酵素をアイソザイムといい、高値になると何かが起こっている信号の一つ。すべての細胞に存在し、細胞の損傷により血中に流出してくる。赤血球が壊れる・炎症や癌・いろんな細胞が壊れて上昇する。六三六Iu以上は生存率が低い。

※血液の凝固因子（D-ダイマー）……血液が凝固して血栓が生じている徴し。できた血栓が溶解されるとD-ダイマーが上昇する。深部静脈血栓症・肺塞栓・播種性血管内凝固症候群などの際に上昇する。

72314名の対象者のうち、確定診断は44672名

81%　軽症：非肺炎・軽症肺炎など

14%　**重症**：急速に進行する呼吸困難

呼吸回数の増加……30回／分以上

SpO_2 93%以下、P比≦300（肺傷害）

24~48時間以内に急速に進行する**肺浸潤**

5%　重篤化（呼吸不全・敗血症性ショック・多臓器機能不全・多臓器不全）

2〜3% 死亡

（アメリカ医師会誌『JAMA』2020年2月view Pointより）

図表16　中国疾患コントロールセンターの報告

⑪ 免疫異常で起こること

自己免疫疾患

コロナウイルスは血管にあるACE2受容体を介し細胞内に侵入するため、血管が網羅された各臓器に傷害を起こす。後遺症もそのメカニズムは解明されていないが、長期間の症状の出現は炎症のくすぶりなど一連のものと考えると、症状が多岐にわたることは想像に難くない。その中でコロナに限らず炎症後のギランバレーや重症筋無力症※・1型糖尿病といった自己免疫疾患における自己抗体の増加が報告されており、炎症性サイトカインや、Treg細胞（リンパ球を調整する免疫細胞）の制御不良、潜在的免疫疾患への影響などが考えられる。

※重症筋無力症……コロナ感染の後、神経筋接合部に発現するアセチルコリン受容体に対する自己抗体が誘導され、筋力が低下する神経難病。発熱してから五～七日でアセチルコリン受容体に対する抗体の出現が確認。

⑫ エクモはどんなとき？

重症患者の最終的治療法エクモ（ＥＣＭＯ）

慎重な経過を診ていても、適切な治療を施しても、ＣＯＶＩＤ–19では多くの方が命を失ってしまう。その治療の最終手段としてエクモは一般にも名が知られることになった。

エクモは、体外式膜型人工肺であり回復の可能性のある低下した肺機能（酸素化能）に使用するが、心機能（循環機能）の低下症例や心肺停止状態の蘇生手段としても使われることがある。

コロナに対するエクモの使用にあたってはいろいろ条件があるが、治療の第一の目的は、傷害された肺を休めさせて肺機能の回復を待つことにある（Lung Rest）。

ＣＯＶＩＤ－19の肺炎は間質性肺炎から始まり、早期は肺の機能は保たれているが、酸素化が増悪し始めると、急激（数時間内）に重篤な低酸素状態に陥り、致死的となることがある。医療者は、エクモ導入のタイミングを逃さないことが非常に重要である。

⑬ 急変・重症化の観察

重要なのは症状の急変、重症化への観察

ＣＯＶＩＤ−19は基本的には、風邪症状の対症療法、自然治癒力を補うことであるが、特徴的なのは合併症が多くみられること、症状の急変、重症化への観察が重要になっている。

1）静脈血栓塞栓症予防

ＣＯＶＩＤ−19は血栓症により静脈血栓塞栓症を起こしやすい。静脈血栓塞栓症とは、四肢（通常はふくらはぎや太股のあたり）または骨盤の深部静脈で血液が凝固する病態である。この深部静脈血栓症（ＤＶＴ）や肺塞栓症が死因となることも報告され

ている。

海外では、エコノミークラス症候群ともいわれる静脈血栓塞栓（ＶＴＥ）の頻度が高いため、重症呼吸不全、心不全、ＩＣＵ患者には予防的に抗凝固療法も実施されている。日本では予防的な抗凝固療法より、間歇的空気圧迫法※や弾性ストッキングなどの理学療法が中心であり、これは東洋人は抗凝固薬での出血リスクが高いことが背景にある。静脈血栓塞栓を発症した症例はすべて重症であった。

※間歇的空気圧迫法……下肢を圧迫することによって血栓の形成を阻害する方法。圧迫を加えることによって短時間のうちに静脈の還流を促進すること、抗血栓作用が高まることなどが血栓形成の予防になる。

⑭鎮痛・鎮静の注意

急性心不全の初期治療に有効

ＣＯＶＩＤ−19の症状緩和には、鎮痛薬※を使用する。

交感神経を抑制して末梢血管を拡張し、心不全の際心臓にかかる負荷を軽減・呼吸回数の減少・呼吸仕事量も軽減させる。

急性心不全の初期治療に有効で、肺うっ血・肺水腫による呼吸困難などの心不全症状の改善に威力を発揮する。急性心不全を発症すると息苦しさゆえに激しい咳発作を認めるが、鎮咳作用もある。

しかし、効きすぎると呼吸抑制や昏睡、眼の瞳孔が収縮する縮瞳中毒を起こす場合※もある。

鎮痛薬の中には、血圧や肺動脈を上昇させたり、心筋酸素消費量を増加させる作用もあるため、循環器疾患、急性心不全には使いづらい鎮痛薬もある。※

※鎮痛薬……モルヒネの半減期は一八〇分で作用時間が長く持続でなく、静注がよい。ナロキソンは半減期は六〇分。（再中毒になった場合再度投与）

※縮瞳中毒を起こす場合……縮瞳中毒を起こした場合は、ナロキソン（〇・二mg／mℓ／A）静注すると改善。１Aで効果がなければ二～三分間隔で一～二回追加投与。

※使いづらい鎮痛薬もある……ペンタジン（ソセゴン®）は、循環器疾患、急性心不全の患者への使用は極めて稀になる。

⑮ エクモのリスク

エクモの合併症

エクモを装着する際にも、様々な合併症に注意が必要である。回路内・血管内凝固や、手術部位の出血、肺・消化管・頭蓋内出血、赤血球の膜が破れてヘモグロビンが赤血球の外に出る溶血、薬剤に起因する血小板の減少、高血糖・胃潰瘍などなどが生じるリスクの高い治療法でもある。

またエクモの装着期間中は患者に付きっきりとなり、大勢のスタッフと知識・経験が必要となり、これらを乗り越えて救命が行われる。

以下は新型コロナ感染により重症化した患者の事例である。初診では肺が真っ白だったが、入院・治療の結果、奇跡的に回復し、一ヵ月と一週間の入院ののち、徒歩にて退院された。肺の回復の経過は次頁のＣＴ画像を参照。

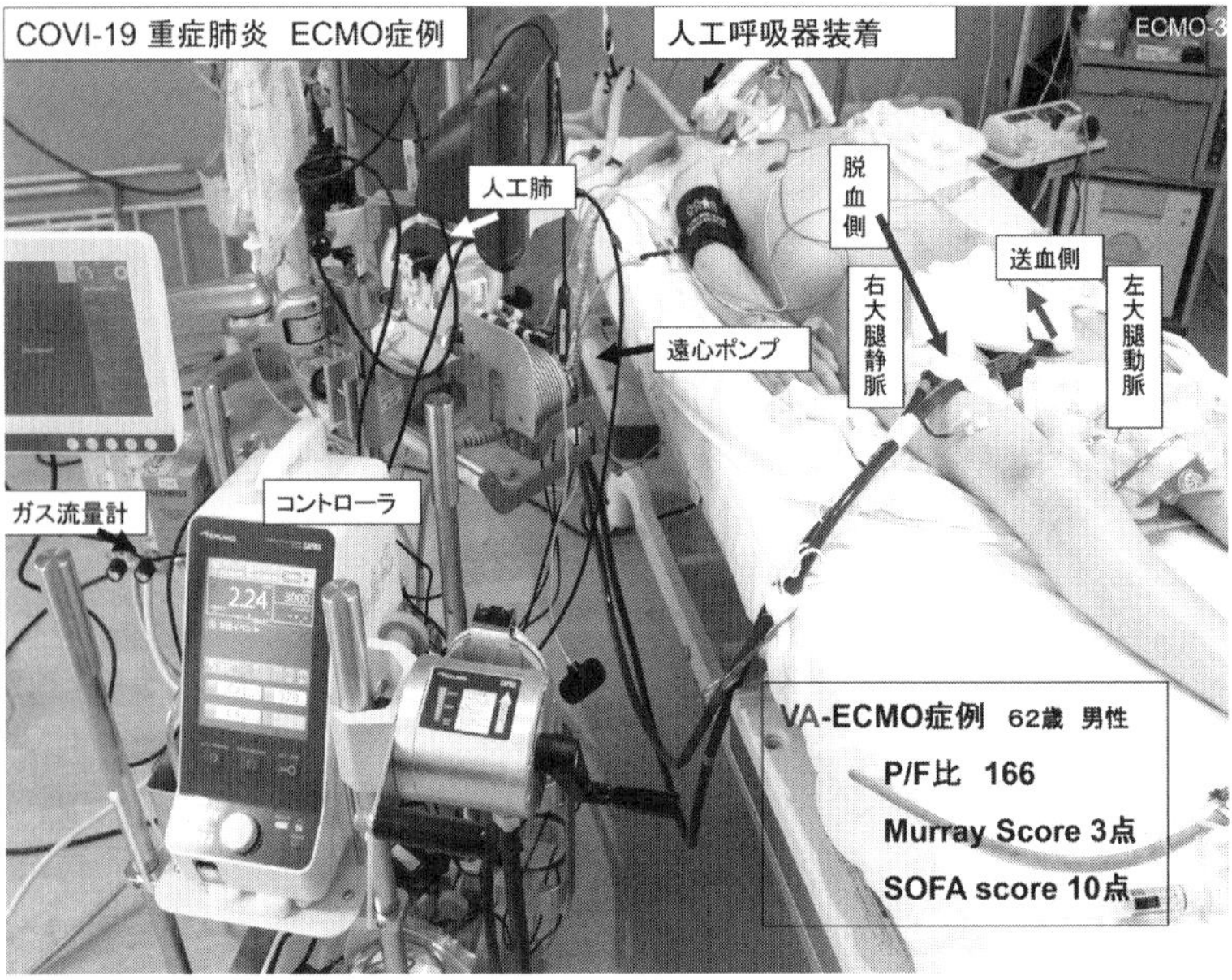

当院での重症患者（62歳男性）
ECMO装着治療のシーン
令和４年８月

コラム2〈重症からの生還の一例〉

患者／七五歳 男性 （開業医）

以下は新型コロナ感染により重症化した患者の事例である。初診では肺が真っ白だったが、入院・治療の結果、奇跡的に回復し、一ヵ月と一週間の入院ののち、徒歩にて退院された。肺の回復の経過は次頁のCT画像を参照。

初診からの経過

年月日		診察内容	体温	WBC	RBC	Hg	CRP	LDH	FDP	IL6	Dダイマー	フェリチン	そのほか
2021年	4月27日	数日前より体調崩し、車椅子にて当院受診 咳（++）、呼吸困難、のど痛、全身倦怠感 Room airでspO2：89%、CT（肺）、動脈血ガス pH 7.474、pCO2 34.6、pO2 54、HCO3 24.3、AG10.4 "Ⅰ型呼吸不全" 入院	38.0℃	17200	3E+06	10.1	22.9	325					NTproBNP 2400、High flow O2吸入施行
	4月28日	PC耐性肺炎球菌：認めず、BLPACR：認めず、多剤耐性緑膿菌：認めず、BLNAR：認めず、ESBL：認めず											
	4月30日		37.5~38℃	15200	3E+06	10	26.2	342	10.1	87		664.8	
	5月13日		36.5~37℃	11200	4E+06	11.4	2.32	212	5		2.2	475.4	
	5月19日		36.5℃	6000	3E+06	9.9	1.4	178	4.1		1.43	335.6	
	6月2日		36.5℃	5500	3E+06	10.6	0.23	166	4.1		1.83	283.8	
	6月4日	CT（肺） 軽快徒歩退院											
	7月6日	外来（徒歩）にてCT肺											
2022年	10月11日	外来（徒歩）にてCT肺、ゴルフしている											

CT（肺）の経過

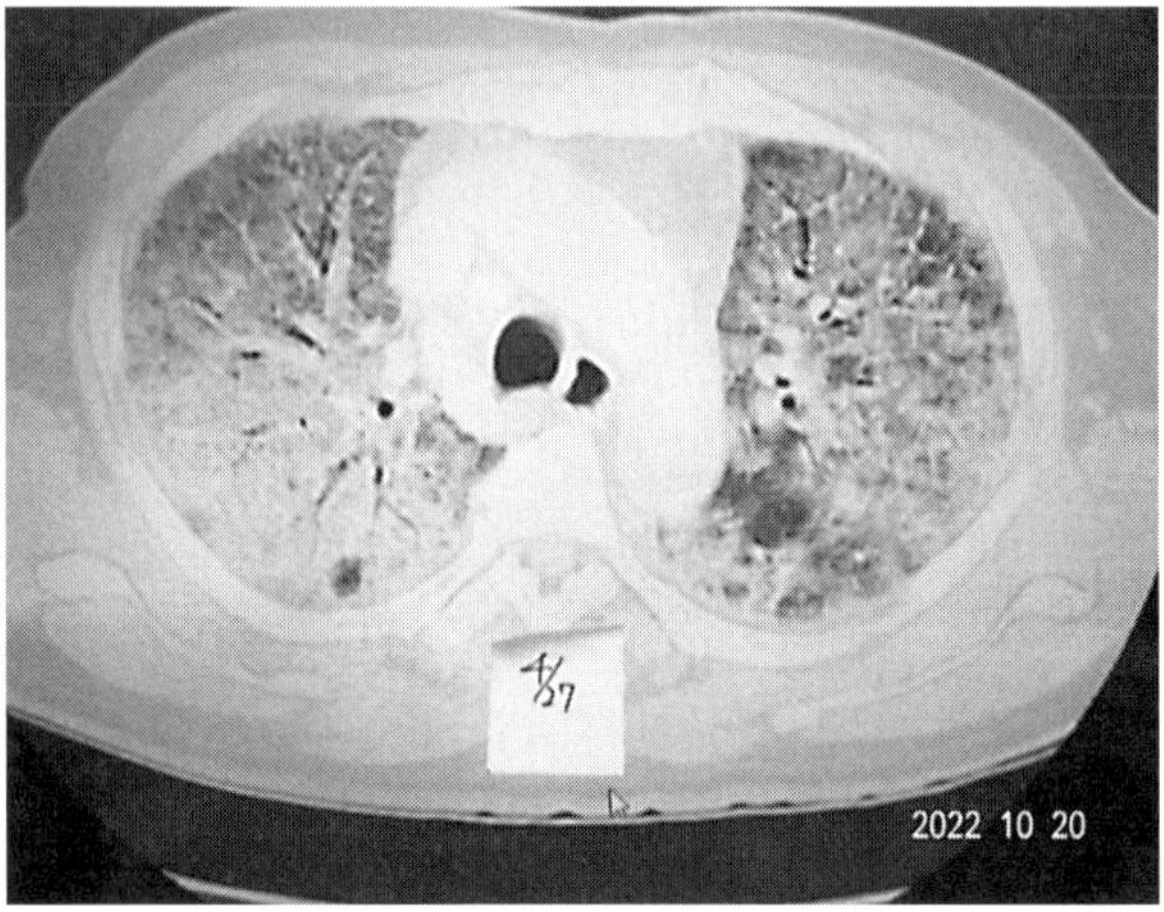

2021 年 4 月 27 日

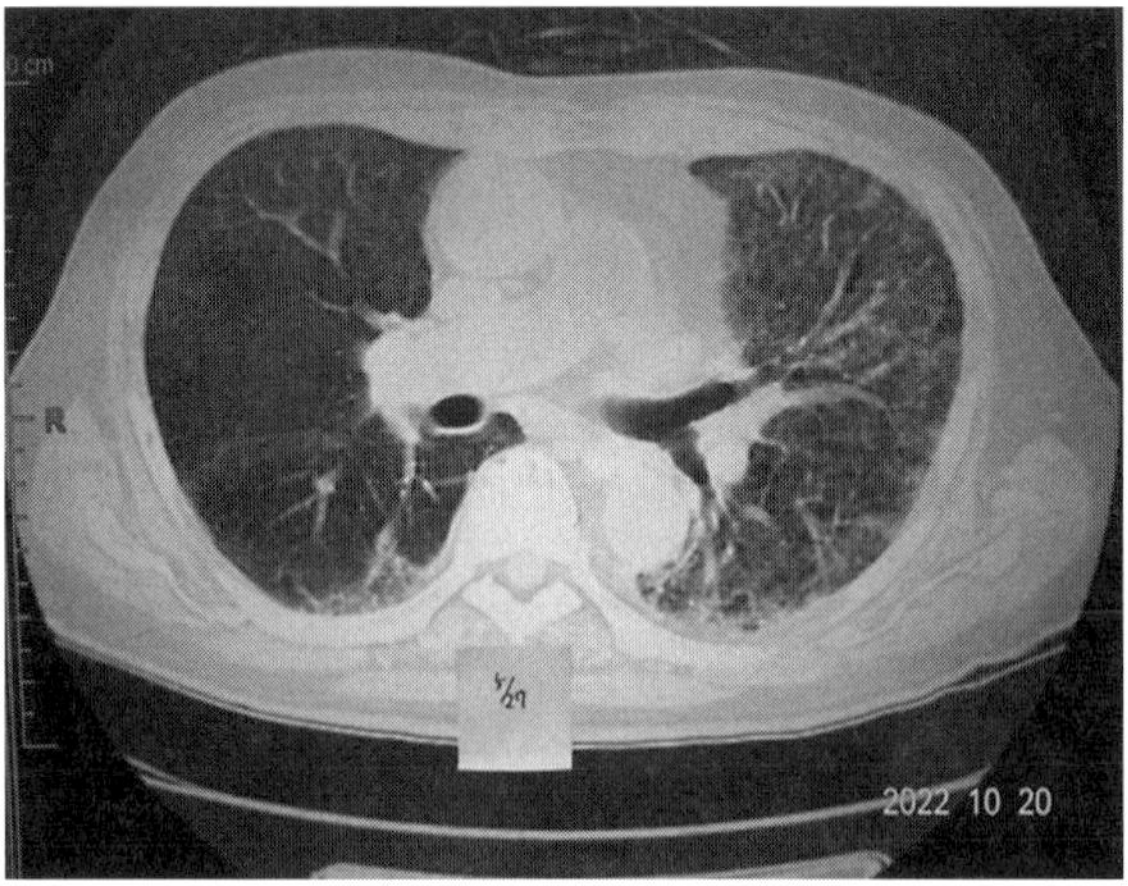

2021 年 5 月 27 日

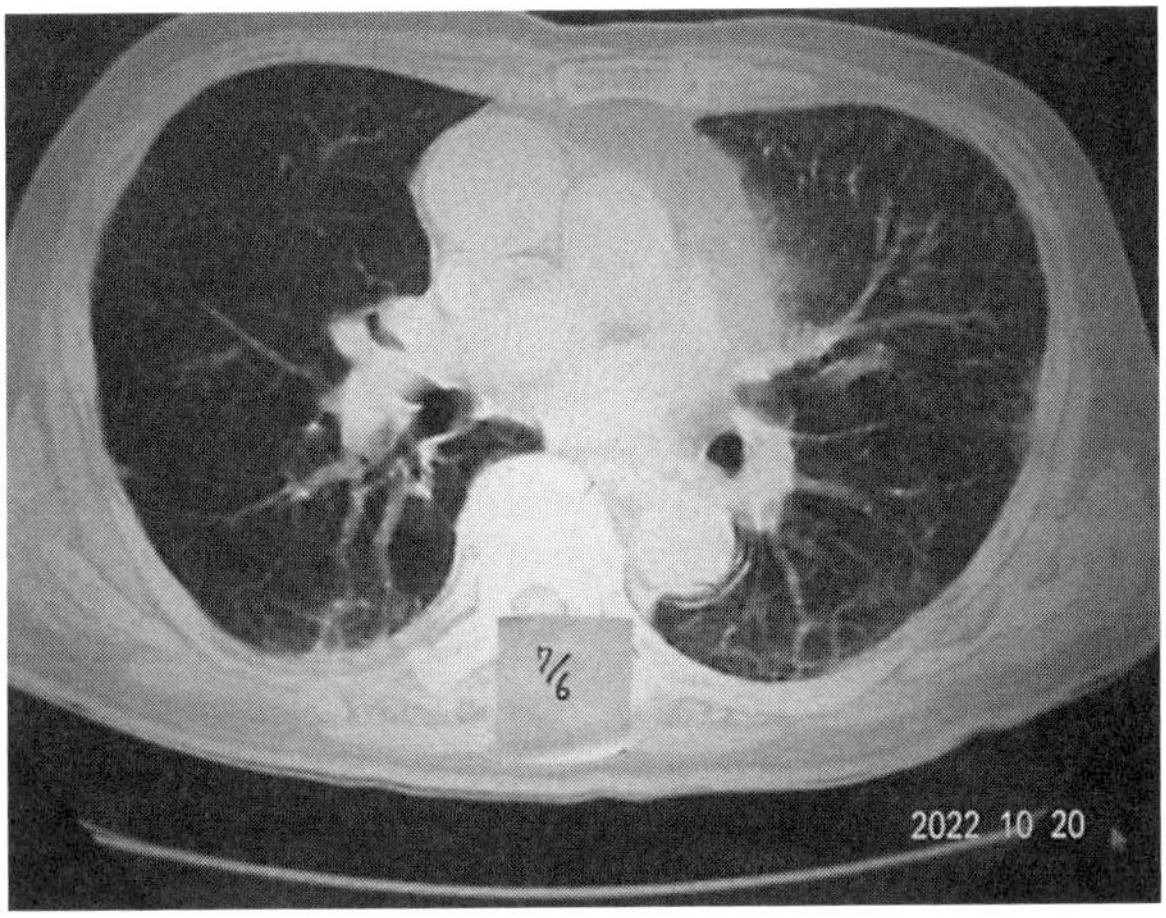

2021 年 7 月 6 日

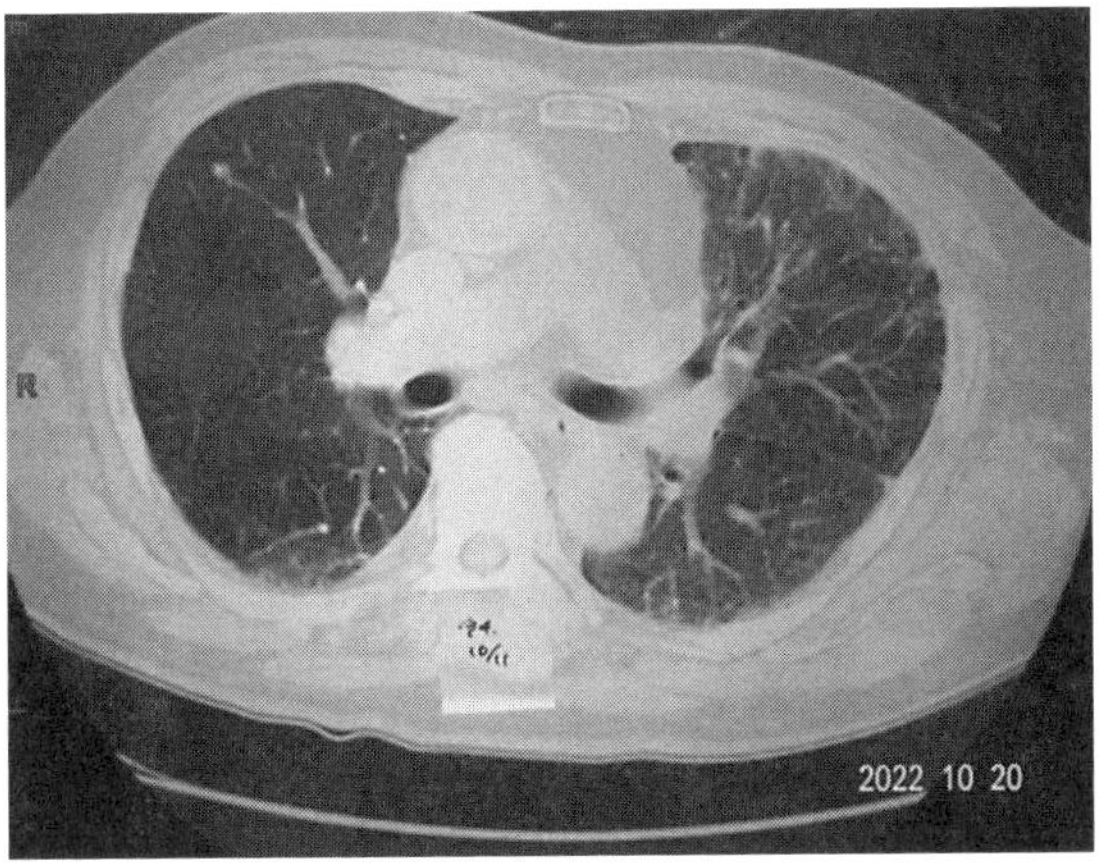

2022 年 10 月 11 日

⑯院内を参考にする予防と対策

重要なのはまず手洗いによる消毒

感染症はまず感染をしないにこしたことはないが、通常の生活を送っている場合、それはなかなかに難しいことである。参考までに院内の標準予防策をご紹介しよう。一般家庭でも参考にされると確かな対策に近くなるだろう。

院内では、感染症の有無にかかわらず、患者・医療従事者すべてに適応する感染予防策として、手洗い・手袋・適正なマスク装着・フェイスガード・ガウン・器具に及ぶ様々な項目に基準が設けられている。

院内では、常に血液・体液・喀痰・尿・便・膿、また汚物に触れるということだ。一般家庭では乳幼児の育児やご高齢者、障害者など介護が必要な場合を除き、これらに触れることは、そう日常のことではないが、これらは感染の可能性がある場合、注意が必要だ。

他者の血液や汚物などに触れた場合は、まず手洗いが重要だ。院内でも、手洗いは医療手袋よりも重要としている。最も重要なのは手指衛生＝手洗い・消毒である。たとえば、汚物や患者のベッド・蒲団を素手で触ったら、まず石鹸で手を洗う。公共交通機関で誰かが触れた場所に触れたときも同様に考えること。手洗い後に、複数名での使いまわしのタオルを使用することも避けるべきだ。ペーパータオルを使用する。

くり返すが、接触感染は、唾や気道の分泌物が直接に口、鼻、目に触れて感染する。感染力のあるウイルスに汚染されたもの(手すり・ドアノブ・スイッチ・便座・つり革など)に触ることで、間接的に感染していく。

気をつけていただきたいのが、アルコール消毒のみは危険だということ。汚れに潜む菌やウイルスに対しては効果が薄いのだ。アルコールに耐性をもつウイルスの存在もあり、まずなによりも手洗いが優先される。

コロナウイルスが一〇〇万個に対し、水で手洗いを一五秒すると、ウイルスは一パーセント

（一万個）に減少する。ハンドソープを使い一〇秒から三〇秒洗い、流水で一五秒洗い流すと、〇・〇一パーセント（数百個）になり、さらに六〇秒もみ洗いをした場合は、ウイルスは〇・〇〇一パーセント（数十個）となる。

院内に対する各部署の取り組みの一例

栄養科　飛沫予防のパネル設置・椅子の制限・接触・飛沫感染予防のため前もってご飯や味噌汁を盛っておき、各自電子レンジで温める工夫・感染予防のポスターの掲示・手洗い消毒の徹底・感染者用の使い捨て弁当箱・箸・スプーンの使用。ナース業務の軽減を目的とした配膳の手伝いなど。

リハビリテーション科　感染予防の徹底（通常対応と感染対応）・リハビリ室使用の時間帯の工夫・感染用具の保管場所の工夫・感染媒体にならないように、感染防止の徹底、感染対策の一つに抗原検査・ＰＣＲ陰性確認・発熱時や体調不良者の把握・病棟間での往来の制限・感染用具の更衣室用・リハビリ室をクリーンルームとを意識した部屋の工夫・診療ベッド及びスタッフのソーシャルディスタンスの確保と消毒の徹底・スタッフ間の意思疎通を図る。

医事課　出入り口の取っ手・電話・机・トイレ・病棟に繋がる扉・階段の手摺の消毒の徹底・帰宅後の洗浄・消毒の徹底・対応時の感染対策。
薬　局　コロナ対策薬品の確保と新薬情報リサーチ・個人間での感染予防の徹底。
看護部　病棟のパーティションとスタッフの感染対策の徹底・スタッフの意見の傾聴（いろいろなアイデアが生まれる）・コロナ研修の参加・勉強会・看護助手への教育・スタッフの体調管理など。
放射線科　撮影時の工夫（特にＣＴ画像撮影時の患者の被いシートや車椅子移動時の被い）など。放射線科だけの問題ではなく、全館の感染対策の取り組みを始める（パーティション・空調問題・感染対策設備手配調整・対外的実務など）、関連部位の消毒の徹底。
検査科　確実な検査体制・各個人の感染予防の徹底・抗原検査・ＰＣＲ測定器・ワクチン対策など・新知見へのアンテナ張り・対外的医療機関との感染対策委員会との情報交換。
医　局　コロナの情報入手と知識武装・個人の感染対策の徹底と啓蒙など、院内一丸となるよう対応する。

⑰接触、飛沫、空気感染予防の考え方

接触・飛沫・空気感染の予防

院内では、医療従事者たちは明確なルールをもって行動している。たとえば、血液などで汚れそうなときは、手袋・エプロン・ゴーグルを着けること。床が汚れたら清掃、注射針はリキャップ禁止、針刺し防止器具、針捨てボックスを使用すること、といった具合だ。

感染対策には、経路別対策、接触感染予防、飛沫感染予防、空気感染予防がある。前述した点は、家庭内を経路別に見て、接触した場合の対策の参考に家族でルールをつくり確認しておくとよいだろう。

とくに小さなお子さんやご高齢者と暮らすご家庭では、感染予防のルールを、皆が

わかりやすくメモを貼るなど、家族で共有することをおすすめしたい。うっかりを防ぐことで感染の機会を減らすことになるからだ。

残るは飛沫感染、空気感染であるが、飛沫感染は咳やくしゃみが問題になる。その飛距離は約一～二㍍であるが、市販されている五㎛を防ぐマスクをすることで予防効果はある。

また、飛沫は空気中に長くとどまることがなく落下するので特別の換気は必要はないだろう。ただし、飛沫核から水分が蒸発すると、直径五㎛以下という非常に小さな粒子が空気中を漂う。これをエアロゾル化※というが、そのような室内になっていては感染源になってしまう。空気中を長く浮遊する粒子があれば、空気感染が起きるので換気が必要となる。

なお、うがいは喉の粘膜を滑らかにするため、感染予防には効果があるだろう。目薬の投与もしかり。

※エアロゾル化……非常に小さな滴（五㎛以下）のことをエアロゾル、飛沫核と呼び、換気が悪い室内では空気中に長時間存在する可能性がある。院内では気管内挿管などの特

殊な医療行為・処置に伴って起きる。人が密集したり換気の悪い屋内などでも生じる可能性がある。ただし、エアロゾル感染についてはわかっていないことも多い。

エアロゾル：空気中に漂う微粒子が広がった状態

粒子はその生成過程から、粉塵・フューム・ミスト・煤塵（ばいじん）などとも呼ばれる。

一般にこれらは空気中に浮遊する粒子径が分子やイオンとほぼ等しい0.001μm程度から花粉の様な100μm程度まで、約5桁に渡る広い範囲をエアゾルと呼んでいる。コロナに関してはウイルス自体までの~0.1μmとされる。

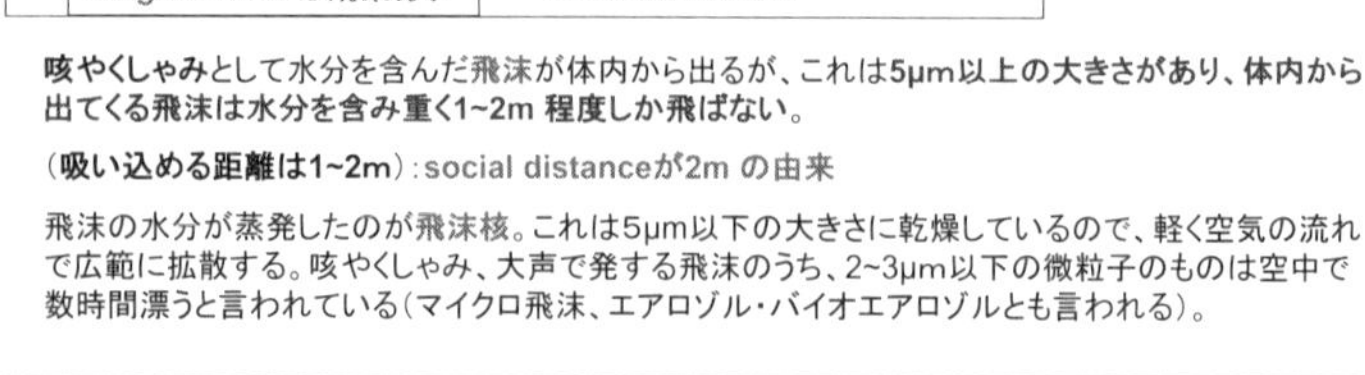

咳やくしゃみとして水分を含んだ飛沫が体内から出るが、これは**5μm以上の大きさがあり、体内から出てくる飛沫は水分を含み重く1~2m 程度しか飛ばない。**

（**吸い込める距離は1~2m**）：social distanceが2m の由来

飛沫の水分が蒸発したのが飛沫核。これは5μm以下の大きさに乾燥しているので、軽く空気の流れで広範に拡散する。咳やくしゃみ、大声で発する飛沫のうち、2~3μm以下の微粒子のものは空中で数時間漂うと言われている（マイクロ飛沫、エアロゾル・バイオエアロゾルとも言われる）。

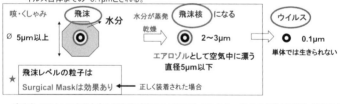

Covid-19 に対応したワクチン（日本で接種可能なワクチン）：
厚生労働省研究班資料・各ワクチン添付文書より引用

商品名：ファイザー社（コミナティ®）
ワクチンタイプ：mRNA
接種方法：12 歳以上（5~1 1 歳小児用・生後 6 ヵ月 ~4 歳乳幼児用は用量が異なる）・接種間隔 3 週間
副作用：16 歳以上 1・2 回目
接種部の痛み（77.8%・72.6%）・倦怠感（88.3%・88.2%）38℃以上（0.9%・21.3%）
アナフィラキシーショック 1 万人に 2.7 人

モデルナ社（スパイクバック TM 筋注®）
ワクチンタイプ :mRNA
接種方法：12 歳以上接種間隔 4 週間
副作用：18 歳以上 1・2 回目
接種部の痛み（83.7%・88.2%）・倦怠感（37.2%・65.3%）・発熱（2.3%・60.1%）
アナフィラキシ―ショック：1 万人に 2.3 人

武田薬品（ノババックス®）
ワクチンタイプ : 組換えタンパクワクチン：スパイク蛋白質の遺伝子をもとに作られた組換えタンパク質をナノ粒子化した製剤＋アジュバント添加）
接種方法：初回接種 1・2 回目 12 歳以上、3 回目以降の接種 :18 歳以上
筋肉内投与 3 週間・3 回目以降 6 ヵ月以上
副作用：18 歳以上 1・2 回目
接種部の痛み（33.4%・59.7%）・倦怠感（25.6%・49.5%）・38℃以上（0.4%・5.7%）

アストロゼネカ社（バキスゼブリア TM 筋注®）: 国から供給されている有効期限が R4. 9.30 までのため、9 月末で終了。
ワクチンタイプ：ウイルスベクター
接種方法：18 歳以上 4~12 週間
副作用：接種部位痛み・発熱・頭痛、稀に血小板減少症・毛細血管漏出症候群・ギランバレー症候群など
その他：接種回数に応じて対象者が変わる。3 回目以降に抗体をあげるためのブースター接種できるのはファイザー・モデルナ・武田の 3 種類

⑱マスクの使用の仕方

ウイルスを含んだ飛沫は五㎛

マスクの使用については、感染予防として品質やつけ方を吟味することなくして、その有効性は保てない。

基礎知識としてもっていただきたいのは、ウイルスのサイズである。ウイルスはスギ花粉や黄砂よりさらに小さい粒子となって、私たちの身近に存在する。

そのサイズの単位は、㎛（マイクロメートル）。一〇〇〇分の一㎜（ミリ）に相当する。ウイルスは一㎛。

くしゃみや咳、ウイルスを含んだ飛沫は五㎛。ちなみに、鼻毛は七〇㎛ともいわれているので、ウイルスのサイズの小ささは想像がつくのではないだろうか。

九州地方ではお天気とともに「PM2・5」の飛散量を報道し注意を喚起する。これは物質名ではなくサイズを表している。様々な微細な物質が飛散して、肺胞にまで入り込んでいくことを注視している。

ウイルス感染予防の場合は、この五㎛を通してしまうマスクでは意味がない。そこで、COVID－19流行以降「サージカルマスク」という名も誰もが知るところとなった。

サージカルマスクにも種類があるが、一般に売られているサージカルマスクの繊維の穴は五㎛と大きいことがわかっているが、飛沫の侵入はかろうじて防いでいる。医療現場ではより精密度の高い品が使われている。

「N95マスク」という名も聞いたことのある方は多いかもしれない。これは高性能のマスクであり、〇・三㎛の物質を九五パーセントカットするというものだ。それでも、ウイルス本体より大きい繊維の穴であるが、飛沫を防ぐには十分だ。マスクには飛沫がつく恐れがあるため、長時間同じマスクを使用するのは避けたい。

しかし、このマスクは、顔にきつく装着されやすく、痛みを伴ったり呼吸が苦しいなどという意味でも、長時間装着は難しく、一般用としては不向きかもしれない。

⑲もっとも感染率が高いこと

感染率が最も高いのは接触感染

NHK放送「ガッテン！」でアメリカでのかぜ調査を元に番組が作られていた。

それによると、①飛沫（風邪をひいた人と一五分間歌ったり、話したりする）、②接触感染（風邪をひいた人が触ったコップに触る）、③空気感染（風邪をひいた人と金網で仕切られた換気された部屋で少し離れて三日間過ごす）で実験が行われた。

感染率が最も高いのは、感染率五〇パーセントの②の接触感染で、次に①の飛沫感染。③空気感染については、発症者から二～三メートル離れていれば長期間一緒に過ごしても感染しないことがわかった。

この結果からも、マスクをしていれば、鼻や口を触ることができないため、飛沫感染を防ぐ効果は高いといえる。しかし、ウイルスが付着した手で目をこすったり、マスクを外した後に手洗いをしないまま口や鼻や目などを触ったりすると、感染リスクは高まることになるので油断は禁物だ。

⑳ワクチンと副作用

これまでのワクチン

ワクチンは感染予防、発症予防、重症化予防に効果があるとされるが、議論がつきない点もある。

また、ウイルスは気道を介して粘膜や肺に侵入してくるという性質上、たとえワクチンを打っていても、マスクや手指消毒を怠ると、鼻や眼、口からの侵入は予防できない。

このとき、免疫力が低下していたり、併存疾病があり抵抗力が弱っていたりすると、感染から発症へ、重症化へとつながっていく。

ＣＯＶＩＤ–19では、これまで一般にはあまり知られていなかった「メッセンジャー

RNA（mRNA）」が使われていることから、専門家の中でも議論が起こっていた。

これまでのワクチンは、「生ワクチン」と「不活化ワクチン」「トキソイド」と呼ばれる三種類が主に使われていた。

この「生ワクチン」は、病原体となるウイルスや細菌の毒性を弱めて病原性をなくしたもの。BCG・はしか・水疱瘡・ムンプス・ロタウイルスのワクチンがこれにあたる。

「不活化ワクチン」は、病原体の感染する能力を失わせた（不活化・殺菌）ものを使用。ジフテリア・百日咳・ポリオ（四種混合ワクチン）・日本脳炎・インフルエンザ・ヒブ（インフルエンザ菌）・肺炎球菌・B型肝炎がこれにあたる。

「トキソイド」は、病原体となる細菌がつくる毒素だけを取り出し、その毒性をなくし無害化したものをワクチンとして使用する。破傷風がこれで発症を防ぐことができる。破傷風は、主には破傷風菌の生息する場所で遊んだり作業をしたりしているときや、深い刺し傷や切り傷をしたときに発症が懸念される。過去には非常に致死率が高い感染症だった。

㉑新型ワクチンのなにが新しいのか？

遺伝子の働きを応用した新しいワクチン

これら過去のワクチンに対して、今回ＣＯＶＩＤ‐19に用いられたのは、「ｍＲＮＡワクチン」だ。

じつはこれまでも、ＨＩＶ（エイズ予防／ヒト免疫不全ウイルス）やＨＰＶ（子宮頸がんのウイルス複数種の予防／ヒトパピローマウイルス）などでも利用されてきたワクチンだが、今回大きな脚光を浴びることになった。

コロナワクチンは、スパイクタンパク質の設計図となるｍＲＮＡを、脂質でコーティングしている。それを筋肉注射で投与し、私たちの細胞内でウイルスのタンパク質をつくらせ、リンパ球がそれに反応し、抗体を産生させる。そして、免疫応答を誘導す

るという仕組みだ。※

ファイザー製、モデルナ製ワクチンは、二回接種後七日目以降の発症率を九五パーセント予防すると報告されている。

「ウイルスベクターワクチン」も遺伝子を利用したワクチンで、アストラゼネカ（英国）・ガマレヤ（ロシア）・ジョンソン＆ジョンソン（米国）が製造している。

人体に無害な改変ウイルス（チンパンジーのアデノウイルス）遺伝子に、設計図となるDNA／RNAを組み込み、このウイルスをベクター（運び屋）として人に感染させる。運び込まれた遺伝子はmRNAによりスパイクタンパク質や抗原となるタンパク質を産生し免疫応答を獲得することで発症を防ぐとされている。

国産のワクチンを望む声は大きい。日本で二〇二〇年二月四日に、ダイヤモンドプリンセス号でCOVID-19の感染症を皮切りに知られたが、中国ではすでに二〇二〇年一月一〇日にはSARS-CoV-2のRNA配列が公表され、一月一三日にはmRNAワクチンの製造申請がされている。

※免疫応答を誘導するという仕組みだ……ファイザー製、モデルナ製ワクチンはアンギオテンシン転換酵素２（ＡＣＥ２）と結合するスパイクタンパク質の遺伝子全体を用いている。

㉒副作用への基本的な考え

ワクチン接種後の副作用への基本的な考え

ワクチンには、いずれも効果がある。効果があるものには逆作用もあり、それを副作用、副反応という。

感染を広げないため、発症者を増やさず重症化させないために、ＣＯＶＩＤ−19の世界的大流行においても、ワクチンは待望され注目を集めた。パンデミックという事態に際して一方でワクチン効果の恩恵に与る人と、不幸にして逆の作用を受けてしまう人が出ることは、当初から想定されていた。

私たちは、常にその功罪を天秤にかけて慎重な判断を求められている。また、副作用によって健康体であったにもかかわらず、被害に遭った方たちには十分な手当てと補償が必要である。

一方、この世界的パンデミックは、COVID―19というウイルスとの闘いを超えて、経済や社会構造にまで影響の出る事態であり、自然を相手にした戦争であったともいえる。事態の収束を長引かせれば、そうしたことによって失われる命も半端な数ではない。

医学医療に携わる者としては、感染発症した人も、ワクチンによって健康被害を受けた人にも、同様に真摯に向き合うことが急務であると思う。そして、コロナ後遺症となってしまった人々の回復もまた、長く不安と苦悩を抱えた人であることから、同様に思うのである。

ワクチン接種直後の副作用、アナフィラキシーショック※については、現時点では、ファイザー・ビオンテックは二〇万回に一症例。モデルナは三六万に一回である。直後の副作用は十分に対処が可能であることから、対策を怠らないように願う。

※アナフィラキシーショック……短時間で見られる全身性のアレルギー反応で、かゆみ・蕁麻疹・息苦しさ・血圧低下・腹痛などの二つ以上の臓器にわたって症状が出現。急激な

血圧低下・意識障害を伴う場合をアナフィラキシーショックという。九割が三〇分以内に現れる。

当院でのアナフィラキシーショックの経験例

38歳・女性（アトピー体質）

ファイザー製ワクチン第1回目接種に発症

経過	症状・処置
6分後	顔面紅潮　血圧 112/68 喘鳴
8分後	血圧低下58/38意識レベル低下、顔面蒼白、呼吸困難・喘鳴（著明）、頸部異和感、頻呼吸 ボスミン筋注、ラクトリンゲル500ml（点滴内ソル・コーテフ1000mg） 酸素吸入
30分後	血圧108/72脈拍88に改善　意識レベル改善
1時間後	血圧122/78脈拍76→入院その後増悪なし。翌日軽快退院

㉓ハイリスク患者の感染予防

自己免疫疾患についてはコロナ感染・発症・重症化に比較して、その発生率は高いものではない。

また特異的な抗体を出現させる機構の解明にも至っていない。ワクチン接種の自己免疫機構・特殊抗体産生への影響についてはコロナに関しては炎症が免疫系に関与するらしいことは推測できるが、それが潜在的免疫疾患（発症していない人）に影響するものか、ウイルスの遺伝子そのものが特殊抗体の産生に関与するものか不明である。ワクチン副作用について、科学の世界で議論や検証が必要であり、時間がかかるが医学の発展に期待するところである。

ほかにも副作用も報告されているが、ワクチンを接種することにより感染・発症予防、重症化を防ぐことは確実である。かつてジェンナーの天然痘ワクチンのおかげで、天然痘が撲滅できたことも実証されており、人類は多大な恩恵を受けたことを忘れてはいけない。

高齢者や免疫力の低下した人では、コロナ感染症の重篤が十分に考えられる。発症予防・重症化予防の観点などリスク&ベネフィットを考え、二〇二二年現在ではワクチン接種を受けられることをすすめる。ワクチンを接種しても、ウイルスは侵入する。ウイルスとの共存も致し方がないが、日頃より免疫力を高めるとか、感染しない行動をとるという基本的なことが大切であろう。

コラム3

COVID−19　感染と予防のまとめ

①COVID−19は、人から人へ感染し、経路は飛沫感染（咳やくしゃみに含まれるウイルスを吸入）と、ドアノブ・食品などからの接触感染（感染者の飛散した唾液や痰などにより汚染された環境に触れること）である。

②エアロゾルが発生することで感染し、飛沫感染とともに空気中にいつまでも漂う病原体による空気感染でもある。

③飛沫、エアロゾル対策が必要なのは、乾燥すると飛沫からウイルスレベルまで粒子が小さくなってしまう。ウイルスのサイズは〇・一㎛。

④感染してから症状が現れるまでの期間は三〜五日（最大一四日）。発症する二日前でも感染力があり、無症状感染者からの気づかぬうちの感染が広がり、市中感染のコントロールがつきにくい原因でもある。

⑤飛沫感染や接触感染の予防には、まずは手洗い。そして、手指消毒を徹底し、正しいマスクの着用が有効である。
⑥コロナ感染の可能性の高い飛沫感染に対しては、症状がない場合でも外出時にはマスクで鼻と口を覆うことにより、お互いの感染を防ぐこと。
⑦ワクチンの効果は有効であるが、物理的にウイルスの侵入をブロックするものではなく、感染してから抗体が誘導され、症状が抑えられ重症化しにくくなる。ワクチンを打っても鼻から気道・肺に入ってくる。
⑧医療従事者と同じく、国民全部がN95マスクを使用すれば効果増大だが、一般の人には現実的ではない。しかし、マスクのつけ方の啓蒙やマスク自体の工夫は必要。

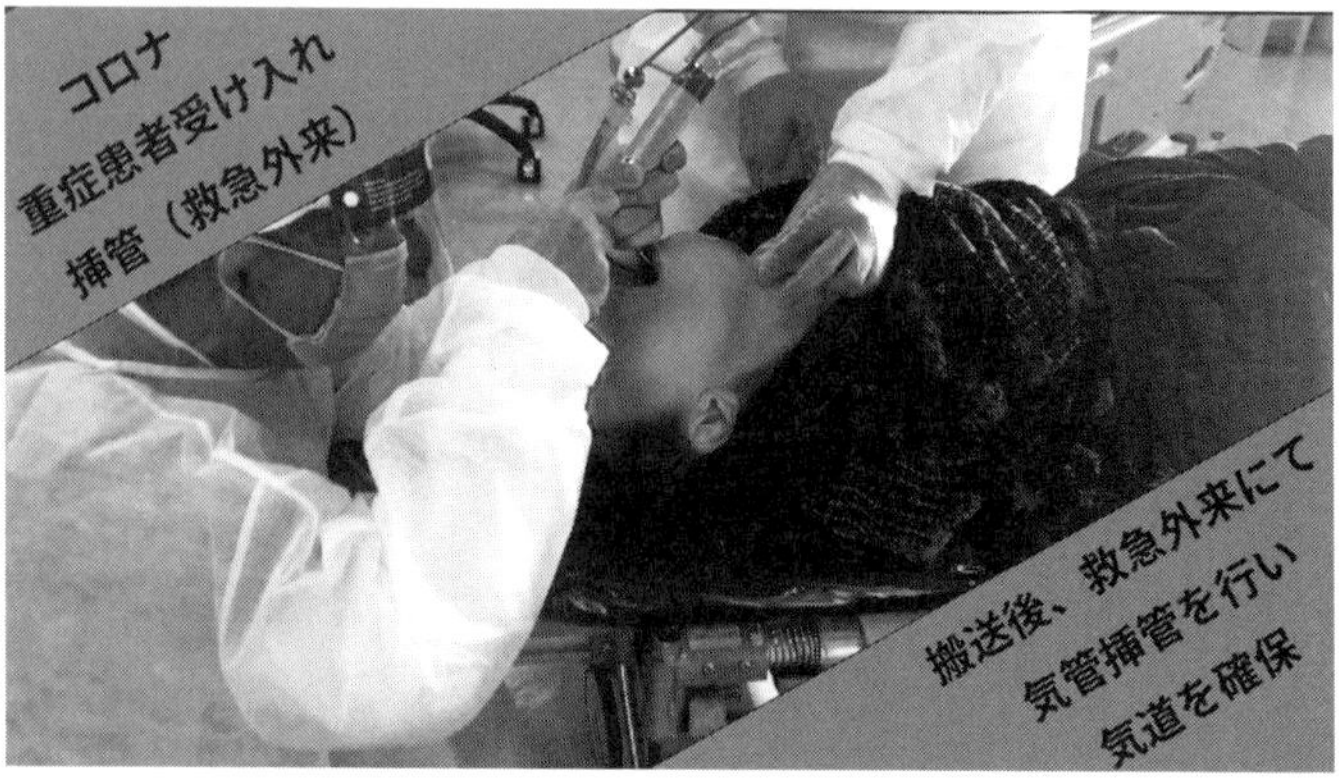
コロナ
重症患者受け入れ
挿管（救急外来）
搬送後、救急外来にて
気管挿管を行い
気道を確保

救急搬入されたコロナ患者、いきなり呼吸不全のため緊急に気管内挿管する和田院長（救急外来室で）

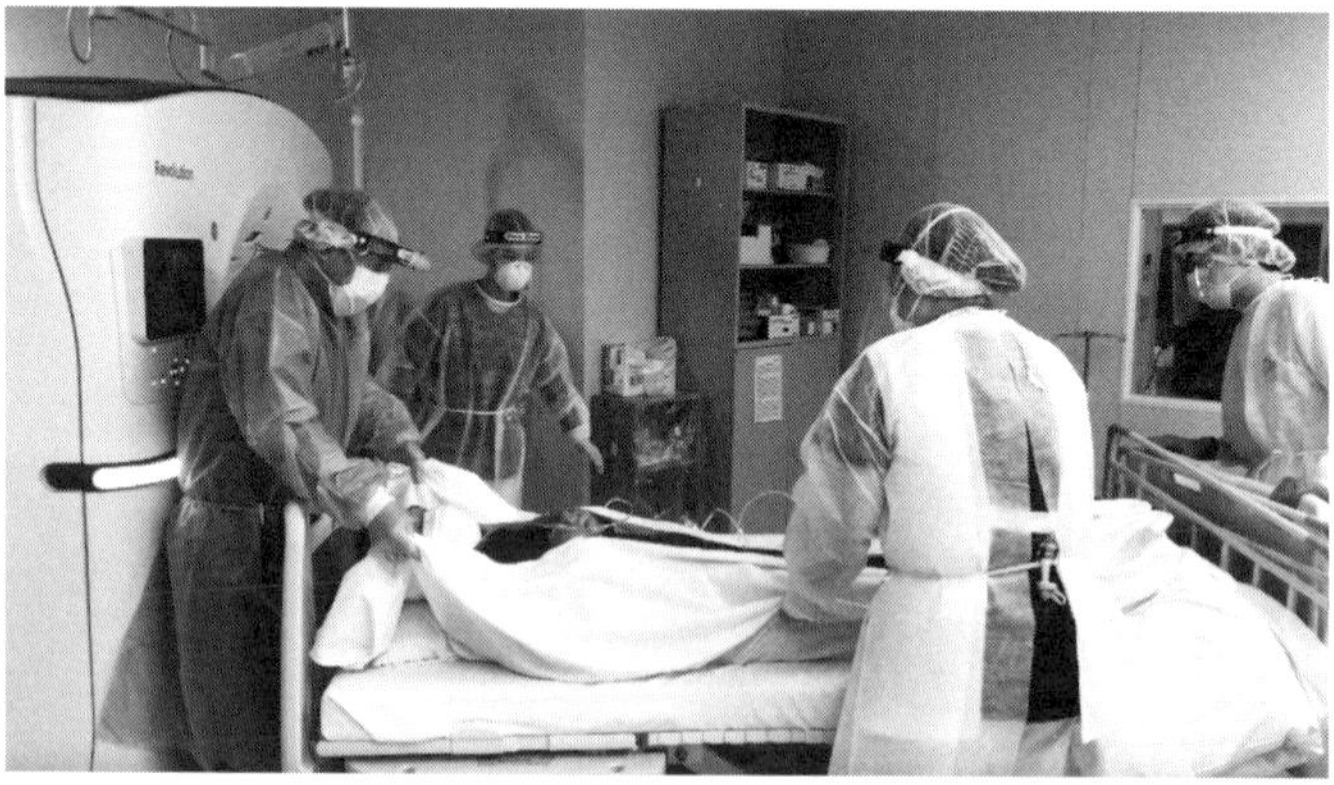

コロナ感染患者のCTスキャン検査
患者の頭側で呼吸状態を観察する中川副院長

おわりに

二〇二二年一二月。

新型コロナ感染症は、冬に向けて第八波とともに、ここ数年流行のなかったインフルエンザ流行が案じられている。

ウイルスは鳥や動物を宿主として人間とともに生き続けてきた。人間社会の環境が大きく変化をして、本来は出会わなかったはずのウイルスが、たまたま大きく変異をしたウイルスが世界各国を伝播していった。

感染症のこれまでの常識からすれば、爆発的な感染力のあるウイルスはそう力をもたず、人類にとって期間の違いはあるが大きな敵にはならないと習った。強い作用や症状を起こすウイルスが大爆発をしたら、ウイルスたちこそが宿主を失うことになる。

＊＊＊

もっとも、ウイルスを巡っては世界的流行が過去にもあり、猛威を振るった記録が残っている。一般に「スペイン風邪」と呼ばれるものである。一九一〇年代後半のことである。

当時は、第一次世界大戦が勃発していたため、実際はアメリカの兵隊がスペインに持ち込んだという説もあるが、戦時下という社会的条件も重なって歴史に残る出来事となった。

スペイン風邪は当初は、細菌の二次感染による肺炎が死因であったが、のちに広範な出血を伴う一次性のウイルス性肺炎を引き起こしていたことも解明されている。非常に重症でかつ短期間に死に至り、人々を恐怖に陥れた。当時はまだ抗生物質すらなく、ワクチンなどは夢であった。

⁂

それから一〇〇年ほどが経った二〇一九年の終わりに、私たちは歴史の舞台に乗せられた。私はその約半分の時間を医師として生きてきた。医学の進歩の恩恵を授かりながら、無数の患者たちの身体の異常を、苦痛の事柄の訴えを聞き続けている。現在も救急救命の現場も含めて現役である。

とはいえ、若い後進たちの情報や技量には目を見張るものもあり、頼もしくもあると思っている。今般の新型コロナ感染症急性期においては、当院スタッフの力を見せつけられた思いもしている。

一方で、私たちが医師となったときに志としてきたことは、その後に発生した「不思議な症状」コロナ後遺症の診察においては、力を発揮したようにも思う。科学、医学の進歩は、むろんそこに根拠を見出し、証明してはじめて社会的な理解と認知を得ることができる。医学が科学である限り、それは変えようもないことであり、そこを踏み外すことがあってはならない。

⁂

しかし、人間は生身である。データに見る平均値を生きている人はおらず、結論にあてはめようとしても無理があることのほうが多い。まして、診察室で苦痛に耐え、不安に心折れそうな人たちを相手に、理を語っても意味がない。

不思議な訴えをされたときに、数値に乗らない、可視化できない事柄にこそ真実や真理があるかもしれない。それを実感をもって患者に接することができるのは、長い間人間の不思議を見て感じて体感してきた故である。いつも新しい医学の発見は、オセロゲームのように、白黒が一瞬で変わるようなことが起こる。それは、定説や法則を超えることができたときに起こってきた。

新型コロナ後遺症は、この感染症に留まらず、そのほか原因不明、未解明といわれる病態の扉をも開くかもしれない。

私はかれこれ半世紀近く、内科系・外科系を問わず、脳卒中はじめ、あらゆる外傷（脳外傷、内臓破裂から頭蓋骨・顔面骨から足先に至る全身の骨折など）のさまざまな救命救急を筆頭に、総合的・包括的医療を実践、従事してきました。このことがこの度の重症者を含む新型コロナ患者の対応そして同コロナ後遺症患者に向き合うことにつながったことと思います。

明日も、私は診察室に患者を迎え入れる。その人は解明の鍵を握っている一人かもしれない。

＊＊＊

本書は、当院副院長・中川学をはじめ、邦和病院主要スタッフ（松岡大樹、石川英誠、松下映美、鈴木穣二、村瀬清美）、また鳥影社の百瀬精一氏、編集担当の松田博美様、田上幸代様のご協力によって編まれた。

この原稿の締め切り近くの二〇二二年十一月二十二日、わが国での新型コロナウイルスの治療薬（ゾコーバ錠）が塩野義製薬により開発、製造され使用認可されました。塩野義製薬の医科学研究所所長、医薬研究開発本部長、副社長をされておられたウイルス学の権威である畑中正一京都大学名誉教授の薫陶を受けられた研究陣の尽力の賜物と称賛いたします。畑中先生には二〇〇五年当時、邦和病院の名誉院長になっていただいておりました。ご著作の中でもインフルエンザウイルスないし類似のウイルスの出現と蔓延、社会の混乱を予言されておりました。先生の先見の明を讃えたいと思います。願わくは、この新型コロナ後遺症に対しても今は対症療法ですが、世界中が願う根治的な治療薬の完成を期待するところであります。

この原稿の最終段階で、恩師の桂田菊嗣先生（元大阪府立病院救命救急センター長、現在大阪急性期・総合医療センター元院長）に本のタイトルなどの適切な助言を頂き、深甚なる謝意を表します。

また、執筆にあたり協力していただいた、すべての人のお名前を記すことはできないが、ここに深く感謝を申し上げます。

二〇二二年一二月一五日

邦和病院院長　和田邦雄

これまで私が受けたメディア取材一覧

新聞報道一覧

日付	媒体名	記事名
2021/7/12（月）	朝日新聞デジタル	コロナ　後遺症のリアル　第１回 苦しくて手放せぬボンベ　退院したら放置された後遺症
7/13（火）	〃	〃　第２回 焼き肉食べたら苦い　体重10キロ減、戻らなかった味覚
7/14（水）	〃	〃　第３回 恋人と別れ、月収は７千円に　コロナ後遺症、誰を頼れば
7/15（木）	〃	〃　第４回 長引く症状、不安でさらに　動き出す後遺症の治療・研究
7/30（金）	読売新聞・夕刊	コロナ後、悩む不調　半年後も２割に倦怠感
9/1（水）	朝日新聞	患者を生きる4190　新型コロナ後遺症のリアル３
9/2（木）	〃	患者を生きる4191　新型コロナ後遺症のリアル４
9/10（金）		患者を生きる4197　新型コロナ後遺症のリアル・番外編
9/12（日）	北海道新聞	コロナ後遺症に警鐘　働き盛り大半休職例も
	山陰中央新報	後遺症多い働き盛り世代　長引く頭痛、休職余儀なく
	南日本新聞	コロナ後遺症休職余儀なく　倦怠感、頭痛、睡眠障害…原因は未解明
9/13（月）	京都新聞	長引く頭痛休業余儀なく　コロナ後遺症原因未解明
9/14（火）	中国新聞	コロナ後遺症、休職余儀なく 30～50代「働き盛り」に警鐘
	日本経済新聞	コロナ後遺症、働き盛り直撃　「第５波」専門外来に受診増
9/21（火）	産経新聞	コロナ後遺症、働き盛り直撃　症状相談６割30～50代／受診できる病院不十分
9/24（金）	読売新聞	コロナ後遺症、足りぬ受け皿　倦怠感、味覚障害…専門外来に殺到
9/29（水）	朝日新聞	全面解除とは言うけれど　「真面目な店」バカみないように
2022/1/25（火）	日本経済新聞	電話相談大阪１日2000件　関西3府県自宅療養急増4.4万人
2/19（土）	読売新聞	高齢者対策追いつかず　オミクロン猛威病床逼迫

テレビ報道一覧

日付	放送局	番組名
2021/6/17（木）	テレビ朝日	大下容子ワイド！スクランブル
8/11（水）	毎日放送	よんチャンＴＶ
9/16（木）	朝日放送	キャスト
9/20（月）	毎日放送	よんチャンＴＶ
9/23（木）	テレビ朝日	大下容子ワイド！スクランブル
10/12（火）	NHK	ニュースほっと関西
10/15（金）	NHK	ニュースきん5時
10/16（土）	NHK	週間まるわかりニュース
10/16（土）	読売テレビ	ウェークアップ10
12/15（水）	毎日放送	よんチャンＴＶ
2022/2/3（木）	関西テレビ	報道ランナー
2/8（火）	TBSテレビ	ＮＥＷＳ23
2/8（火）	毎日放送	よんチャンＴＶ
2/12（土）	テレビ朝日	サタデーステーション
2/14（月）	日本テレビ	ＮＥＷＳＺＥＲＯ
2/14（月）	読売テレビ	ＴＥＮ
2/16（水）	テレビ朝日	羽鳥慎一モーニングショー
2/17（木）	日本テレビ	スッキリ
2/18（金）	読売テレビ	ＴＥＮ
2/19（土）	テレビ朝日	サタデーステーション
5/3（火）	毎日放送	よんチャンＴＶ
6/13（月）	関西テレビ	報道ランナー
7/25（月）	毎日放送	よんチャンＴＶ
7/28（木）	毎日放送	よんチャンＴＶ
8/18（木）	テレビ大阪	やさしいニュース
9/13（火）	朝日放送	ＮＥＷおかえり
10/5（水）	毎日放送	よんチャンＴＶ
10/10（月）	朝日放送	おはよう朝日です

本書を執筆するにあたり参考にした資料、文献は多数になるので、すべてをリストアップするのは割愛させていただく。

参考文献

厚生労働省　新型コロナウイルス感染症（COVID-19）診療の手引き
別冊　罹患後症状のマネジメント（暫定版）２０２１年12月
〃（第一・〇版）２０２２年４月
〃（第一・一版）２０２２年６月
〃（第二・〇版）２０２２年10月
『睡眠の科学・改訂新版』櫻井武　ブルーバックス　講談社（２０１７年）
『殺人ウイルスの謎に迫る！』畑中正一　サイエンス・アイ新書　SBクリエイティブ（２００８年）
『西洋医学の名医が教える　新型コロナと速効！漢方』井齋偉矢　青春新書プレイブックス　青春出版社（２０２１年）

『週刊日本医事新報』５００８号
「新型コロナウイルス感染症COVID-19に対する漢方の役割」渡辺賢治　日本医事新報社（２０２０年４月18日）
『ＢＲＩＤＧＥ』（２０２２年vol.3）　神経障害性疼痛のアプローチ　第一三共（株）　一六〜二三ページ
SCIENTIFIC AMERICAN 日本版『日経サイエンス』（２０２２年11月号）「コロナ後遺症」（２０人に１人が発症、原因と治療のヒント 岩崎明子 米イエール大教授に聞く）　三〇〜四三ページ
『漢方大医典』大塚敬節ほか　講談社（１９７５年）
『漢方診療医典』第６版　大塚敬節・矢数道明・清水藤太郎　南山堂（２００１年）
『症候による漢方治療の実際』第５版　大塚敬節　南山堂（２０００年）
『新型コロナ後遺症と筋痛性脳脊髄炎／慢性疲労症候群―Long COVIDとME/CFS―』第二版
ＮＰＯ法人　筋痛性脳脊髄炎の会　理事長　篠原三恵子（２０２２年10月）

【後遺症の定義】
WHO.A clinical case definition of post COVID-19 condition by a Delphi consensus, 6 October 2021.
https://bit.ly/3GdixCb

US CDC. Post-COVID conditions: information for healthcare providers,Updated

July.9.2021

Open Forum Infect Dis. '2021 [PMID :34631916]

Office for National Statistics. The prevalence of long COVID symptoms and COV ID-19 complications. 2020.

N Engl:J Med. 2021 [PMID : 34192429]

Lancet Infect Dis. 2021 [PMID :34480857]

【後遺症　概論】

Bull-Otterson L, et al.MMWR Morbidity and Mortality Weekly Rep.2022;71:713-717. Huang L, et al. Lancet. 2021 Aug 28;398(10302):747-758.

(Radtke T, et al. JAMA. 2021 Jul 15; e2111880.

Huang C, et al. Lancet. 2021 Jan 16;397(10270):220-232.

(Sudre C, et al. Nat Med. 2021 Apr; 27(4):626-631.

Al-Aly,Z.,et al.High-dimensional characterization of post-acute sequalae of COVID-1

Nature 2021;594:259-264. https://doi.org/10.1038/s41586-021-03553-9

Huang,C.,et al.6-month consequences of COVID-19 in patients discharged from hospital: a cohortstudy.Lancet 2021; 397:220-232. https://doi.org/10.1016/s0140-6736(20)32656-8

Ayoubkhani, D.,et al. Post-covid syndrome in individuals adenitted to hospital with covid-19:retrospectivecohortstudy.BMJ 2021:372: https://doi.org/10.1136/bmj.n693

Huang, L.., et al. 1-year outcomes in hospital surviors with COVID-19: a longitudinal cohort study. Lancet 2021; 398: 747-758. https://doi.org/10.1016/s0140-6736(21)01755-4

Daugherty, S. E., et al. Risk of clinical sequelac after the acute phase of SARS-CoV-2 infection: retrospective cohort study. BMJ; 373: n1098. https://doi.org/10.1136/hmi n1098

Sudre, C. H., et al. Attributes and predictors of long COVID. Nat Med 2021; 27: 626-631. https://doi.org/10.1038/s41591-021-01292-y

Whittaker, H. R., et al. GP consultation rates for sequelae after acute covid-19 in patients managed in the community or hospital in the UK: population based study. BMJ 2021; 375: e065834.https://doi.org/10.1136/bmi-2021-065834

Iqbal, F. M., et al. Characteristics and predictors of acute and chronic post-COVID-19 syndrome: A systematic review and meta-analysis. EClinicalMedicine 2021; 36: 100899. https://doi.org/10.1016/i.eclinm.2021.100899

Cheon, I. S., et al. Immune signatures underlying post-acute COVID-19 lung sequelae. Sci Immunol 2021; 6: eabk1741. https://doi.org/10.1126/sciimmunol.abk1741

Su, Y., et al. Multiple early factors anticipate post-acute COVID-19 sequelae. Cell 2022; 185:881-895.E20. https://doi.org/10.1016/j.cell.2022.01.014

Nature.2021［PMID：34153974］

15)BMC Neurol.2021［PMID：34727881］

Nature.2021［PMID：34010947］

C. H. Sudre, et al. Attributes and predictors of long COVID. Nat Med, 27, 626-631, 2021.

岩崎明子教授　イェール大学 (https://nwp.nikkei.com/story/f-runner/idomu4.html)

【後遺症の経過】

Ballering AV,et al.Lancet.2022;400;452-461.

Menges D, et al.PLoS One,2021;16;e0254523.

【軽症でも後遺症】【後遺症を発症しやすい人】

Havervall S, et al. Symptoms and Functional Impairment Assessed 8 Months After Mild COVID-19 Among

Health Care Workers, JAMA. 2021;325:2015-2016.

Peter RS,et al.BMJ.2022;379:e071050

Wu Q et al. Sci Rep 2022; 12: 11647.

【デルタ株とオミクロン株】

University of Cambridge,Tommy Nyberg , Lancet. 2022.3.16 オンライン版

「オミクロン株はデルタ株と比べ重症化リスク低率」

Antonelli,M,et al. Risk of long COVID associated with delta versus omicron variants of SARS-CoV-2. Lancet. 2022;399:2263–2264

Charnley et al, Neurotoxic amyloidogenic peptides in the proteome of SARS-CoV-2; potential implications for neurological systems in COVID-19, 2022

下畑享良（岐阜大学教授）「COVID-19は認知症の新たな危険因子か?」二〇二二年一一月三日

【倦怠感】

Garrigues E, et al. : Post-discharge persistent symptoms and health-related quality of life after hospitalization for COVID-19. J infect 81; e4-e6 , 2020

Miyazato Y, et al. : Prolonged and Late-Onset Symptoms of Coronavirus Disease 2019. Open Forum Infect Dis 7; ofaa507, 2020

Huaug C, et al. : 6-month consequences of COVID-19 in patients discharged from hospital: a cohort study. Lancet 397; 220-232, 2021

【ブレインフォグ】

Anals of Clinical and Transulational Neurology , (UCSF) Jaanna Hellmuth, 2022.1,19

JAMA Neurology David Nauenn Johns Hpkins University 2021.2.12

【変な夢】

Web ページ

Deirdre Barrett.com （http://www.deirdrebarrett.com/)

【せん妄】

Delirium in Patients with COVID-19 in Japan.

Internal medicine (Tokyo, Japan). 2022 Feb 26; doi: 10.2169/internal Yu Kurahara, Yoshinobu Matsuda,

Kazunari Tsuyuguchi, Akihiro Tokoro

【嗅覚】

SARS-CoV-2 entry factors are highly expressed in nasal epithelial cells together with innate immune genes, Nature Med26, pages681–687,May 2020

Kathrin O, et al. Increasing incidence of parosmia and phantosmia in patients recovering from COVID-19 smell loss. medRxiv.2021.https://bit.ly/3G42oy4

【味覚】

Tan BKJ, et al. BMJ, 2022;378:e069503

Harrison's Principles of Internal Medicine, 21st edition.2022 .p.232~p.238

A. S. Zubair, et al. Neuropathogenesis and neurologic manifestation of the coronaviruses in the age of coronavirus disease 2019. JAMA Neurol, May29 (online).2020.

W. Sungnak, et al. SARS-CoV-2 entry factors are highly expressed in nasal epithelial cells together with innate immune genes. Nature Med, 26, 681-687, May 2020.

【痛み】

Whittaker HR, et al. BMJ.2021;375:e065834.

A. C. Yang, et al. Dysregulation of brain and choroid plexus cell types in severe COVID-19. Nature, June 21 (online), 2021.

【脱毛】

Nguyen B, et al. JAAĎ int.2022 Feb 22

【抑うつ】

1195 J. Rogers, et al. Psychiatric and neuropsychiatric presentations associated with severe coronavirus infections: a systematic review and meta-analysis with comparison to the COVID-19 pandemic. Lancet Psychiatry, May 18 (online), 2020.664

M. Hoffmann, et al. SARS-CoV-2 cell entry depends on ACE2 and TMPRESS2 and is blocked by a clinically proven protease inhibitor. Cell, 181, 271-280, April 16, 2020.

A. C. Walls, et al. Structure, function, and antigenicity of the SARS-CoV-2 Spike glycoprotein. Cell, 180, 281-292, April 16, 2020.

【社会復帰問題】

Huang, L., et al. Health outcomes in people 2 years after surviving hospitalisation with COVID-19: a longitudinal cohort study. Lancet Respir Med 2022; 10: 863-876.

https://doi.org/10.1016/S2213-2600(22)00126-6

Havervall, S., et al. Symptoms and functional impairment assessed 8 months after mild COVID-19 among health care workers. JAMA 2021; 325:2015-2016.

https://doi.org/10.1001/jama.2021.5612

【ギランバレー】【脊髄症・脊髄炎関連】

"Guillain-Barré syndrome: pathogenesis, diagnosis, treatment and prognosis". Nature Reviews. Neurology 10 (8): 469-82. (August 2014).

"Guillain-Barré syndrome". The New England Journal of Medicine 366 (24): 2294-304. (June 2012).

"Neurological associations of COVID-19"

(https://www.ncbi.nlm.nih.gov/pmc/articles/PMC7332267/). The Lancet.

Neurology19(9):767-783. (September 2020).

(https://doi.org/10.1016%2FS1474-4422%2820%2930221-0).

PMC 7332267 (https://www.ncbi.nlm.nih.gov/pmc/articles/PMC7332267/).

PMID 32622375 (https://pubmed.ncbi.nlm.nih.gov/32622375/).

"Guillain-Barré Syndrome Associated with SARS-CoV-2"

(https://www.ncbi.nlm.nih.gov/pmc/articles/PMC7182017).

The New England Journal of Medicine 382 (26): 2574-2576. (June 2020).

doi:10.1056/NEJMc2009191 (https://doi.org/10.1056%2FNEJMc2009191).

PMC 7182017 (https://www.ncbi.nlm.nih.gov/pmc/articles/PMC7182017/).

PMID 32302082 (https://pubmed.ncbi.nlm.nih.gov/32302082/).

"The emerging spectrum of COVID-19 neurology: clinical, radiological and laboratory findings" (https://www.ncbi.nlm.nih.gov/pmc/articles/PMC7454352/).

Brain 143 (10): 3104-3120. (July 2020).

doi: 10.1093/brain/awaa240 (https://doi.org/10.1093%2Fbrain%2Fawaa240).

PMC 7454352 (https://www.ncbi.nlm.nih.gov/pmc/articles/PMC7454352/).

PMID 32637987 (https://pubmed.ncbi.nlm.nih.gov/32637987/).

Abu-Rumeileh, Samir; Abdelhak, Ahmed; Foschi, Matteo; Tumani, Hayrettin; Otto, Markus (2021).

"Guillain-Barré syndrome spectrum associated with COVID-19: an up-to-date systematic review of 73 cases"

(https://www.ncbi.nlm.nih.gov/pmc/articles/PMC7445716/).

Journal of Neurology 268 (4): 1133-1170.

doi:10.1007/00415-020-10124-x (https://doi.org/10.1007%2Fs00415-020-10124-x).

ISSN 1432-1459 (https://www.worldcat.org/search?fq=x0:jrnl&q=n2:1432-1459).

PMC 7445716 (https://www.ncbi.nlm.nih.gov/pmc/articles/PMC7445716/).

PMID 32840686 (https://pubmed.ncbi.nlm.nih.gov/32840686/).

Huang HY,et al: COVID-19-associated myelitis involving the dorsal and lateral white matter tracts: a case series and review of the literature. AJNR 42:1912-1917,2021.

Schulte EC,et al: Systematic revew of cases of acute myelitis in individuals with COVID-19. Eur J Neurol 28: 3230-3244, 2021.

Román GC,et al: Acute Transverse Myelitis(ATM): clinical review of 43 patients with COVID-19-associated ATM and 3 post-vaccination ATM serious adverse events with the ChAdOx1 nCoV-19 vaccine(AZD1222). Front Immunol 12: 653786,2021.

Alrubaye R, et al: A possible Guillain-Barré syndrome/transverse myelitis overlap syndrome after recent

COCID-19. BMJ Case Rep 15: e246967,2022.

【統計、評価】

L. Sigfrid, et al. Long Covid in adults discharged from UK hospitals after Covid -19:

A prospective, multicentre cohort study using the ISARIC WHO Clinical Characterisation Protocol. Lancet Regional Health-Europe, 100186, August 5 (online), 2021

Hughes, S. E., et al. Development and validation of the symptom burden questionnaire for long covid (SBQ-LC): Rasch analysis. BMJ, 377, e070230, Apr 27, 2022.

https://doi.org/10.1136/bmj-2022-070230

和田邦雄、桂田菊嗣、岡田芳明、田端吉雄　重症頭部外傷の prognostic index の研究、Neurologia medico-chirurgica Vol.19,No.11,1979

「高度脳浮腫を呈した脳梗塞二例――出血性梗塞に関連して」和田邦雄、南卓男、桂田菊嗣『脳神経外科』、第6巻、第3号、昭和53年3月

中川学副院長・文献

【エアロゾル化】

Seto WH. Airborne transmission and precautions:facts and myths. J Hosp Infect.2015 Apr;89(4).225-8. doi:10.1016/j.jhin.2014.11.005.Epub2014 Dec 13.

Henry Hoffman, et al. Bioaerosols, microdroplets, droplets and COVID-19 medicine. Uiowa.edu/iowaprotocols/bioaerosols-microdroplets-droplets-and-covid-19 (11-07-2020)

【感染経路】

WHO.”Q&A on coronavirus”. https://www.who.int/news-room/q-a-detail/q-a-coronaviruses (2020-02-29)

国立感染症研究所：新型コロナウイルス（SARS-CoV-2）の感染経路について（2022-3-28）

【潜伏期間・感染はいつまで】

Backer JA, Klinkenberg D, Wallinga J. Incubation period of 2019 novel coronavirus (2019-nCoV) infections among travellers from Wuhan,China, 20-28 January 2020.Euro Surveill. 2020;25(5)

Li Q,Guan X,Wu P, et al. Early Transmission Dynamics in Wuhan, China, of Novel Coronavirus-Infected

Pneumonia. N Engl J Med. Published online 2020 Jan 29. doi:10.1056/NEJMoa2001316.

【血液凝固・線溶系の異常】

Zhou F, Yu T, Du R, et al. Clinical course and risk factors for mortality of adult inpatients with COVID-19 in Wuhan, China: a retrospective cohort study. Lancet (London, England) 2020:S0140-6736(0120)30566-30563(Retrospetive cohort study;191 patients).

【核酸検査】

Lan, et al. Positive RT-PCR test results in patients recovered from COVID-19. JAMA, 323,15,1502-1503,April 21,2020.

B. Choi, et al. Persistence and evolution of SARS-CoV-2 in an immunocompromised host. N Engl J Med, 383,23,2291-2293, December 3,2020.

【マクロライドについて】

RECOVERy Collaborative Group. Azithromycin in patients admitted to hospital with COVID-19(RECOVERY): a randomized, controlled ,open-label, platform trial. Lancet, February 2 (online), 2021.

PRINCIPLE Trial Collaborative Group. Azithromycin for community treatment of suspected COVID-19 in people at increased risk of adverse clinical course in the UK(PRINCIPLE): a randomized, controlled, open-label,adaptive platform trial. Lancet, March 4 (online), 2021.

【中国疾患コントロールセンターの報告】

Zunyou Wu, Jennifer M et al. Characteristics of and Important Lessons From the Coronavirus Disease 2019(COVID-19) Outbreak in China.Summary of a Report of 72314 cases From the Chinese Center for Disease Control and Prevention JAMA. Published online February 24, 2020.

〈著者略歴〉
医療法人 邦徳会
邦和病院

理事長・院長
和田邦雄（わだ くにお）

昭和22年生、富田林市出身、大阪府立天王寺高校卒業。奈良県立医科大学卒業。奈良県立医大第2外科（現 脳神経外科）、大阪府松原市立松原病院外科・整形外科、大阪府立病院（現 大阪急性期・総合医療センター）脳神経外科、救命救急センター診療主任を経て邦和病院設立。


日本救急医学会専門医、日本外科学会専門医、日本抗加齢医学会専門医、日本臨牀内科医会認定医、麻酔科標榜医、身体障害者手帳指定医、日本脳神経外科学会員、日本脳卒中学会員、日本脳卒中協会員、日本脳卒中の外科会員、日本神経外傷学会員、日本整形外科会員、日本骨折治療学会員、日本外傷学会員、日本糖尿病協会登録医、日本ヘリコバクター学会認定医、日本ハイパーサーミア学会員、日本抗菌化学療法認定医、日本職業・災害医学会認定労災補償指導医等。

奈良医大脳神経外科同門会員。

大阪大学特殊救急部（現大阪大学高度救命救急センター）同窓会員。

作曲家（ジャンルは医療と同様にいろんな分野にわたる。クラシック、映画音楽、歌謡曲、演歌、行進曲、校歌など何でも。ユーチューブ：和田邦雄　創作音楽で1000曲以上）

副院長

中川 学（なかがわ まなぶ）

1982 年 関西医科大学卒業
1984 年 和歌山県国保古座川病院（外科整形外科）
1990 年 関西医科大学 大学院博士課程修了（ 医学博士）
1995 年 医療法人沖縄徳洲会 神戸徳洲会病院外科部長
（外科学会・消化器外科学会：認定医・専門医・指導医）
1998 年 関西医科大学第一外科講師
2000 年 和歌山県海南市　琴仁会　石本病院副院長
（血液浄化療法に携わる）
2008 ～ 2014 年　大阪府内科医会　臨床内科推薦医
2015 年　大阪府堺市　邦徳会　邦和病院（副院長）
（救急医療・脳疾患・整形外科疾患に携わる）
2020 年新型コロナ感染症に取り組む
外科一般・麻酔標榜医・血液浄化療法（HD/CHDF~ECMO）
・NST 医師・産業医
得意分野
内視鏡検査（気管支・消化管・膀胱等）・胸腹腔下手術
著書：臨床を科学するシリーズ　コロナを知って知識
武装。

長期化・重症化させない！
新型コロナ後遺症に向き合う

2023年 1月15日初版第1刷発行
2023年 2月 7日初版第2刷発行
著　者　和田邦雄・中川 学
発行者　百瀬精一
発行所　鳥影社 (choeisha.com)
〒160-0023 東京都新宿区西新宿3-5-12トーカン新宿7F
電話 03-5948-6470, FAX 0120-586-771
〒392-0012 長野県諏訪市四賀229-1（本社・編集室）
電話 0266-53-2903, FAX 0266-58-6771
印刷・製本　モリモト印刷

Printed in Japan
ISBN978-4-86782-005-6 C3047